Shahrouz Porjalali

Lernkarten Krankheitslehre

Für Pflege- und Gesundheitsfachberufe

5. Auflage

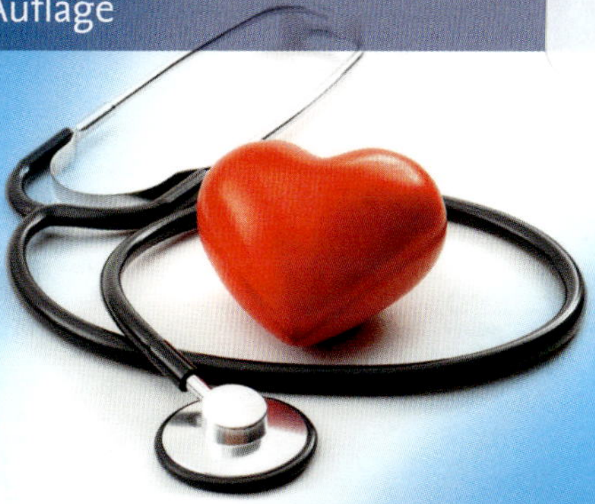

ELSEVIER

Urban & Fischer

Hackerbrücke 6, 80335 München, Deutschland
Wir freuen uns über Ihr Feedback und Ihre Anregungen an kundendienst@elsevier.com

ISBN 978-3-437-28074-0

5. Auflage 2021

Wichtiger Hinweis für den Benutzer
Die medizinischen Wissenschaften unterliegen einem sehr schnellen Wissenszuwachs. Der stetige Wandel von Methoden, Wirkstoffen und Erkenntnissen ist allen an diesem Werk Beteiligten bewusst. Sowohl der Verlag als auch die Autorinnen und Autoren und alle, die an der Entstehung dieses Werkes beteiligt waren, haben große Sorgfalt darauf verwandt, dass die Angaben zu Methoden, Anweisungen, Produkten, Anwendungen oder Konzepten dem aktuellen Wissenstand zum Zeitpunkt der Fertigstellung des Werkes entsprechen.
Der Verlag kann jedoch keine Gewähr für Angaben zu Dosierung und Applikationsformen übernehmen. Es sollte stets eine unabhängige und sorgfältige Überprüfung von Diagnosen und Arzneimitteldosierungen sowie möglicher Kontraindikationen erfolgen. Jede Dosierung oder Applikation liegt in der Verantwortung der Anwenderin oder des Anwenders. Die Elsevier GmbH, die Autorinnen und Autoren und alle, die an der Entstehung des Werkes mitgewirkt haben, können keinerlei Haftung in Bezug auf jegliche Verletzung und/oder Schäden an Personen oder Eigentum, im Rahmen von Produkthaftung, Fahrlässigkeit oder anderweitig übernehmen.

Für die Vollständigkeit und Auswahl der aufgeführten Medikamente übernimmt der Verlag keine Gewähr.
Geschützte Warennamen (Warenzeichen) werden in der Regel besonders kenntlich gemacht (®). Aus dem Fehlen eines solchen Hinweises kann jedoch nicht automatisch geschlossen werden, dass es sich um einen freien Warennamen handelt.

Bibliografische Information der Deutschen Nationalbibliothek
Die Deutsche Nationalbibliothek verzeichnet diese Publikation in der Deutschen Nationalbibliografie; detaillierte bibliografische Daten sind im Internet über https://www.dnb.de abrufbar.

21 22 23 24 25 5 4 3 2 1

In ihren Veröffentlichungen verfolgt die Elsevier GmbH das Ziel, genderneutrale Formulierungen für Personengruppen zu verwenden. Um jedoch den Textfluss nicht zu stören sowie die gestalterische Freiheit nicht einzuschränken, wurden bisweilen Kompromisse eingegangen. Selbstverständlich sind **immer alle Geschlechter** gemeint.

Planung: Martina Lauster, München
Projektmanagement: Marion Kraus, München
Redaktion: Susan Sedlick, München
Bildredaktion und Rechteklärung: Berlind Glover, Lautertal
Satz: abavo GmbH, Buchloe/Deutschland
Druck und Bindung: Drukarnia Dimograf Sp. z o. o., Bielsko-Biała/Polen
Umschlaggestaltung: SpieszDesign, Neu-Ulm
Titelfotografie: © Victor Moussa, stock.adobe.com

Aktuelle Informationen finden Sie im Internet unter **www.elsevier.de**

Einfach spielend lernen mit den Lernkarten Krankheitslehre!

Ob Erkrankungen der Atemorgane, des Magens oder des Herzens – **mit den Frage-Antwort-Lernkarten** ist das Erlernen dieser wichtigen Wissensgrundlagen kein Problem – egal, ob Sie allein oder in der Gruppe lernen möchten.

Die Inhalte und Fragen der Lernkarten orientieren sich eng an den bestehenden Lehrbüchern der Krankheitslehre für die Ausbildung von Pflege- und anderen Gesundheitsfachberufen. Sämtliche Fragen sind **prüfungsrelevant** und eignen sich so optimal zur Vorbereitung auf das Examen.

Auf der Vorderseite jeder Lernkarte lesen Sie einen kurzen Einführungstext zum Thema und eine Frage. Auf der Rückseite finden Sie die Antwort sowie Erläuterungen zu Fachbegriffen. Verweise auf andere Lernkarten sind mit einem **→** gekennzeichnet und dienen dem vernetzten Lernen von Inhalten.

Wichtige Fachbegriffe sind **fett** gekennzeichnet, die synonyme Bedeutung steht *kursiv* dahinter in Klammern. Themenspezifische Fachbegriffe werden auf der Rückseite unter Ergänzung erläutert, ebenso wie weitere Informationen zu den beschriebenen Erkrankungen sowie Pflegehinweise.

Die Kartennummer steht rechts oben auf der Karte, die Anzahl der Karten pro Kapitel ist rechts unten angegeben (z. B. 2/4 → 2. Karte von 4 in Kapitel 1). Durch diese übersichtliche Kartennummerierung können Sie die Karten zum Wiederholen jederzeit nach hinten sortieren und an der richtigen Stelle leicht wieder einordnen.

Nun kann's losgehen!

Viel Spaß beim Lernen und viel Erfolg bei der Prüfung!

Benutzerhinweise

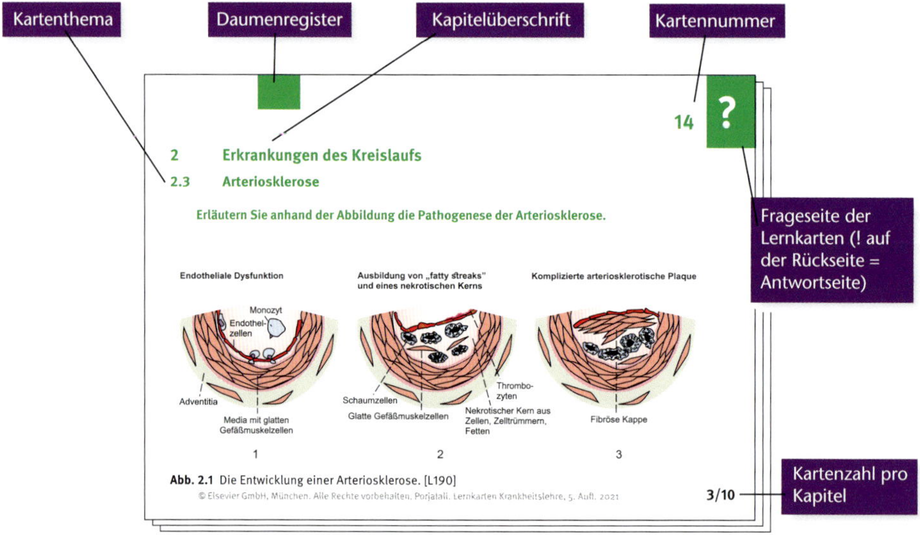

Wichtige Fachbegriffe in Medizin und Pflege

Ätiologie Ursache(n) einer Erkrankung

Anastomose operativ hergestellte Verbindung

Antigen Struktur, die eine Immunreaktion des Organismus auslösen kann

Antikörper vom Abwehrsystem produzierter Abwehrstoff

benigne gutartig

dexter, dextra rechts

Dys... Wortteil für krankhafte Störung eines Zustands oder einer Funktion

efferent vom Zentrum wegführend

Elektrolyt (gelöstes) Körpermineral, z. B. Natrium oder Kalium

endogen im Körper selbst entstehend, von innen kommend

exogen außerhalb des Körpers entstehend, von außen kommend

fixieren befestigen

gastrointestinal den Magen-Darm-Trakt betreffend

genital zu den Geschlechtsorganen gehörend

hormonal das innersekretorische System betreffend

hyper... Wortteil für übermäßig, Überfunktion

hypo... Wortteil für unter, darunter, zu wenig, Unterfunktion

Immunität erworbene Abwehrkraft gegen Krankheitserreger

Indikation „Heilanzeige“, Kriterium, bei dessen Vorliegen ein bestimmtes Verfahren zu wählen ist

injizieren Einspritzen

Insuffizienz Funktionsschwäche, unzureichende Organfunktion

ischämisch nicht (ausreichend) durchblutet

Kapillare kleinstes Blutgefäß

kardiovaskulär das Herz-Kreislauf-System betreffend

Karzinom bösartiger epithelialer Tumor

kaudal Richtung Fuß

komprimieren zusammenpressen

kranial Richtung Kopf

lateral	seitwärts, von der Medianebene entfernt
Letalität	Tödlichkeit einer best. Erkrankung
maligne	bösartig
Manifestation	Offenbarwerden, Zutagetreten
medial	in der Mitte gelegen, mittelwärts
Morbus	Krankheit (Abkürzung M.)
motorisch	die Bewegung betreffend
nerval	durch das Nervensystem vermittelt
oral	den Mund betreffend, durch den Mund
parenteral	unter Umgehung des Magen-Darm-Trakts
Pathologie	Lehre von den Krankheiten
peri...	um, herum, ringsum
post...	nach, hinter
prä...	vor
primär	erstrangig, zuerst vorhanden, ursprünglich
Prognose	voraussichtlicher Verlauf einer Krankheit
pulmonal	die Lunge betreffend
Punktion	Einstechen
reflektorisch	auf dem Reflexweg
rektal	zum Mastdarm gehörend, durch den Mastdarm
retro...	zurück-, rückwärts liegend
Rezidiv	Rückfall
Sekretion	Ausscheidung
sekundär	zweitrangig, nachfolgend
sinister, sinistra	links
spinal	das Rückenmark betreffend
superfizial	oberflächlich, zur Körperoberfläche hin
Sympathikus	„leistungsorientierter" Teil des vegetativen Nervensystems
Symptom	Krankheitszeichen
Syndrom	Symptomenkomplex, charakteristische Kombination von Symptomen
Trauma	Verletzung, Wunde
Tumor	Geschwulst
Ulcus	Geschwür
vegetativ	das autonome (vegetative) Nervensystem betreffend
zentral	bauchwärts, vorn
zerebral	das Gehirn betreffend

Abkürzungen

A.	Arterie, Arterien (lat. Arteria, Arteriae)
allg.	allgemein(e)
ANV	akutes Nierenversagen
AV	Arztverordnung
BSG	Blutkörperchensenkungsgeschwindigkeit
BZ	Blutzucker
chron.	chronisch(e)
CNI	chronische Niereninsuffizienz
CRP	C-reaktives Protein
CT	Computertomografie
CVI	chronisch-venöse Insuffizienz
d	dia (lat. für Tag)
d. h.	das heißt
dl	Deziliter
g	Gramm
ggf.	gegebenenfalls
h	Stunde(n)
i. m.	intramuskulär
kg	Kilogramm
KHK	koronare Herzkrankheit
l	Liter
m	Meter
M.	Morbus
mg	Milligramm
Min.	Minute(n)
ml	Milliliter
mm	Millimeter
mmol	Millimol
MRT	Magnetresonanztomografie
N.	Nervus
n. AV	nach Arztverordnung
n. W.	nach Westergren
PET	Positronenemissionstomografie
sog.	sogenannte
u. a.	unter anderem
v. a.	vor allem
WHO	World Health Organization, Weltgesundheitsorganisation
z. B.	zum Beispiel
ZNS	zentrales Nervensystem
µ	Mikro 10^{-6}
µmol	Mikromol

Abbildungsnachweis

Der Verweis auf die jeweilige Abbildungsquelle befindet sich bei allen Abbildungen im Werk am Ende des Legendentextes in eckigen Klammern.

A300 Reihe Klinik- und Praxisleitfaden, Elsevier/Urban & Fischer, München

A400 Reihe Pflege konkret, Elsevier/Urban & Fischer, München

B152 Hackenberg, H. M.: EKG-Übungsbuch. Jungjohann Verlag, 3. Aufl. 1995

E966 Fitzpatrick, J. E./Morelli, J. G.: Dermatology Secrets Plus. Elsevier/Hanley & Belfus, 4. Aufl. 2011

G856 Harding, M. M.: Lewis' Medical-Surgical Nursing. Elsevier, 11. Aufl. 2020

G961 Barral, J. P./Croibier, A.: Manipulation des nerfs crâniens. Elsevier/Masson, 2006

G962 Feldman, M./Friedman, L. S./Brandt, L. J.: Sleisenger's and Fordtran's Gastrointestinal and Liver Disease. Elsevier, 11. Aufl. 2021

G963 Perry, A./Brat, D. J.: Practical Surgical Neuropathology: A Diagnostic Approach. Elsevier, 2. Aufl. 2018

L106 Henriette Rintelen, Velbert

L126 Dr. med. Katja Dalkowski, Erlangen

L138 Martha Kosthorst, Borken

L157 Susanne Adler, Lübeck

L190 Gerda Raichle, Ulm

L255 Irina Kart, Berlin

P774 Prof. Dr. med. Herbert Tilg, Innsbruck

T428 Prof. Dr. med. Lars E. French, Dermatologische Klinik, Universitätsspital Zürich

Fehler gefunden?

https://else4.de/978-3-437-28074-0

An unsere Inhalte haben wir sehr hohe Ansprüche. Trotz aller Sorgfalt kann es jedoch passieren, dass sich ein Fehler einschleicht oder fachlich-inhaltliche Aktualisierungen notwendig geworden sind.
Sobald ein relevanter Fehler entdeckt wird, stellen wir eine Korrektur zur Verfügung. Mit diesem QR-Code gelingt der schnelle Zugriff.
Wir sind dankbar für jeden Hinweis, der uns hilft, dieses Werk zu verbessern. Bitte richten Sie Ihre Anregungen, Lob und Kritik an folgende E-Mailadresse: kundendienst@elsevier.com

Inhaltsverzeichnis

1 Herzerkrankungen

1.1 Extrasystolen

Extrasystolen (ES) sind außerhalb des regulären Grundrhythmus auftretende Herzschläge. Sie können vorzeitig oder verspätet, einzeln oder gehäuft auftreten.

Nennen und erläutern Sie zwei Formen von Extrasystolen (in Abhängigkeit vom Entstehungsort).

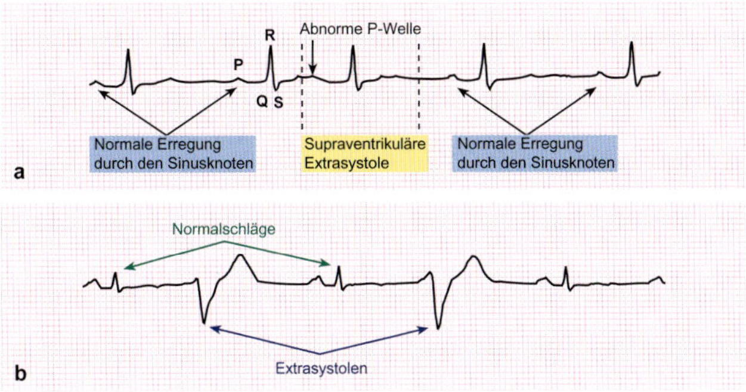

Abb. 1.1 Supraventrikuläre und ventrikuläre Extrasystolie im EKG. [B152]

1.1 Extrasystolen

Formen:

1. **Supraventrikuläre Extrasystolen (SVES):** Haben ihr Erregungszentrum oberhalb des His-Bündels im AV-Knoten oder Vorhofmyokard. Sie können sowohl bei Gesunden als auch bei Herzkranken vorkommen. Die Betroffenen können Herzklopfen und -jagen bemerken.
2. **Ventrikuläre Extrasystolen (VES):** Gehen von allen Teilen des Kammermyokards oder dem His-Bündel aus. Wiederholen sich die VES häufiger, liegt oft eine organische Herzkrankheit vor, lebensgefährliche ventrikuläre Tachykardien können die Folge sein.

Ergänzung

Extrasystolie: Häufiges Auftreten von Extrasystolen, die zu einer Arrhythmie *(Unregelmäßigkeit der Herztätigkeit)* führen.

PFLEGEHINWEISE

Bei Patienten mit Herzrhythmusstörungen den Puls eine Minute auszählen. Beurteilungskriterien sind der Rhythmus, die Frequenz und die Qualität. Bei Beschwerdefreiheit entsprechend dokumentieren, sonst Arzt informieren.

1 Herzerkrankungen

1.2 Tachykarde Herzrhythmusstörungen

Signifikant für **tachykarde Herzrhythmusstörungen** ist eine erhöhte Herzfrequenz, die bei Erwachsenen über 100 Herzmuskelkontraktionen/Min. liegt. Akut lebensbedrohlich und häufige Ursachen eines plötzlichen Herztodes sind Kammerflattern und Kammerflimmern. Die einzige Möglichkeit, das Leben des Patienten zu retten, ist die kardiopulmonale Reanimation (Herz-Lungen-Wiederbelebung) einschließlich Defibrillation.

Erläutern Sie anhand der Abbildung die verschiedenen Formen der tachykarden Herzrhythmusstörungen.

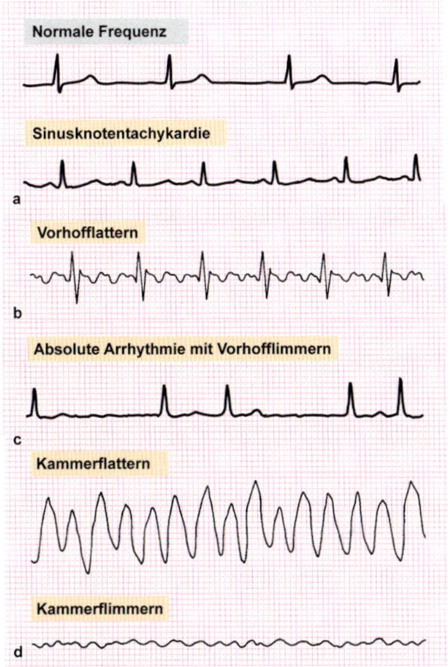

Abb. 1.2 EKG-Bild bei supraventrikulären und ventrikulären Tachykardien. [B152/A300]

1.2 Tachykarde Herzrhythmusstörungen

1. **Supraventrikuläre Tachykardien:**
   a. Sinustachykardie (Sinusknotentachykardie): Frequenz 100–160 Herzschläge/Min.; beginnt und endet nicht abrupt von einem Herzschlag auf den anderen, sondern langsamer. Der Herzschlag ist meist regelmäßig. Ursachen: Aufregung, Fieber, körperliche Überaktivität, Nikotinabusus und Stress.
   b. Vorhofflattern: Frequenzen zwischen 250–350 Vorhofkontraktionen/Min.; meist wird jede 2. oder 3. Vorhoferregung auf die Kammern übergeleitet, d. h. die Kammern schlagen 125–150-mal/Min. Ursache: eine vorbestehende Herzerkrankung.
   c. Vorhofflimmern: Vorhoffrequenz 350–600 Kontraktionen/Min.; Vorhofaktionen werden völlig unregelmäßig auf die Kammern übergeleitet und somit kontrahieren sich diese ebenso unregelmäßig. Ursache: Überdehnung und Überlastung des Vorhofs.
2. **Ventrikuläre Tachykardien:**
   a. Kammerflattern: Kammerfrequenz 250–350 Kontraktionen/Min.; entspricht funktionell einem Herz-Kreislauf-Stillstand mit Atemstillstand, Bewusstseinslosigkeit und Pulslosigkeit. Ursachen: Elektrounfälle, KHK, Herzinfarkt und Medikamente (z. B. Antidepressiva).
   b. Kammerflimmern: Kammerfrequenz › 350 Kontraktionen/Min.; lebensbedrohliche Herzrhythmusstörung mit Atemstillstand, Bewusstseinslosigkeit und Pulslosigkeit. Ursachen: *siehe* Kammerflattern.

1 Herzerkrankungen

1.3 Reizleitungsstörungen des Herzens

Reizleitungsstörungen des Herzens treten dann auf, wenn die normale Erregungsleitung vom Sinusknoten zur Herzmuskulatur *(Myokard)* verzögert oder blockiert wird.

Nennen und erläutern Sie mindestens zwei Reizleitungsstörungen des Herzens.

1.3 Reizleitungsstörungen des Herzens

Reizleitungsstörungen:

1. **Sinuatrialer Block (SA-Block):** Verzögerte oder unterbrochene Erregungsleitung vom Sinusknoten zur Vorhofmuskulatur. Der AV-Knoten übernimmt die Erregungsbildung.
2. **Atrioventrikulärer Block (AV-Block):** Verzögerte oder unterbrochene Erregungsleitung von den Vorhöfen zu den Kammern. Es werden drei Grade unterschieden:
   - **AV-Block I. Grades:** Die Erregungsleitung ist verzögert, aber nicht aufgehoben. Im EKG ist die PQ-Zeit (Beginn der Vorhoferregung bis zum Beginn der Kammererregung) verlängert.
   - **AV-Block II. Grades:** Die Überleitung ist nicht nur verzögert, sondern intermittierend werden Vorhofaktionen überhaupt nicht zu den Kammern übergeleitet. Beim Typ 1 (Wenckebach-Periodik) wird die Überleitung immer langsamer, bis sie schließlich komplett ausfällt. Beim Typ 2 (Mobitz 2) werden die Vorhoferregungen in einem bestimmten Rhythmus übergeleitet.
   - **AV-Block III. Grades:** Die Überleitung der Vorhoferregungen auf die Kammern ist vollständig aufgehoben, sodass Vorhöfe und Kammern unabhängig voneinander schlagen (AV-Dissoziation). Die Kammerfrequenz ist mit weniger als 40 Schlägen/Min. sehr niedrig.
3. **Schenkelblock (intraventrikulärer Block):** Verzögerte oder unterbrochene Reizleitung im rechten und/oder linken Kammerschenkel (Rechtsschenkelblock, RSB bzw. Linksschenkelblock, LSB).

1 Herzerkrankungen

1.4 Herzinsuffizienz

Die **Herzinsuffizienz** *(Herzmuskelschwäche)* ist die Unfähigkeit des Herzens, das zur Versorgung des Körpers erforderliche Blutvolumen zu fördern. Eine Herzinsuffizienz beim Erwachsenen ist Langzeitfolge einer arteriellen Hypertonie und einer koronaren Herzkrankheit. Bei Verdacht sind EKG und Echokardiografie erste technische Untersuchungen, evtl. ist auch eine Röntgenaufnahme des Thorax sinnvoll.

Füllen Sie die linke Spalte der Tabelle aus.

Herzinsuffizienz	Ursachenkomplexe
	Herzinfarkt, hypertensive Krise (hohe Blutdruckwerte ohne Beschwerden), Myokarditis, Abriss von Herzklappen
	Lungenembolie (Verlegung der Lungengefäße durch Thromben) mit Druckanstieg im Lungenkreislauf, Perikarderguss (Perikardtamponade), Intoxikationen
	Arterielle oder pulmonale Hypertonie, Bradykardie (Herzfrequenz liegt unter 50 Schlägen/Min.), KHK, Herzinfarkt

Tab. 1.1 Ursachenkomplexe der Herzinsuffizienz.

Herzinsuffizienz	Ursachenkomplexe
Akute Linksherzinsuffizienz	Herzinfarkt, hypertensive Krise (hohe Blutdruckwerte ohne Beschwerden), Myokarditis, Abriss von Herzklappen
Akute Rechtsherzinsuffizienz	Lungenembolie (Verlegung der Lungengefäße durch Thromben) mit Druckanstieg im Lungenkreislauf, Perikarderguss (-tamponade), Intoxikationen
Chronische Herzinsuffizienz	Arterielle oder pulmonale Hypertonie, Bradykardie (Herzfrequenz liegt unter 50 Schlägen/Min.), KHK, Herzinfarkt

Tab. 1.1 Ursachenkomplexe der Herzinsuffizienz.

Ergänzung

Kompensierte Herzinsuffizienz: Durch Gegenregulationen wie Herzmuskelhypertrophie und Steigerung der Herzfrequenz wird die Pumpleistung so weit verbessert, dass ein ausreichendes Blutvolumen gefördert wird.
Globalinsuffizienz (biventrikuläre Herzinsuffizienz): Beide Kammern sind betroffen.
Prävention: Verzicht auf Nikotin, angepasste Ernährung sowie körperliche Bewegung.

PFLEGEHINWEISE

Stauungsödeme und Komplikationen beachten; Linksherzinsuffizienz: Lungenödem, Dyspnoe; Rechtsherzinsuffizienz: Beinödeme, Stauungsleber/-gastritis.

1 Herzerkrankungen

1.5 Koronare Herzkrankheit (KHK)

Die **KHK** ist eine Erkrankung, bei der durch eine fortschreitende arteriosklerotische Verengung der Koronararterien *(Aa. coronariae)* ein Missverhältnis zwischen O_2-Angebot und O_2-Bedarf (O_2 = Sauerstoff) des Herzmuskels entsteht. Zur Sicherung oder zum Ausschluss einer KHK sind fast immer mehrere Untersuchungen erforderlich (z. B. EKG, Echokardiografie, Koronarangiografie, Myokardszintigrafie). Blutuntersuchungen bei Patienten mit KHK (z. B. Blutfette, Glukose) dienen in erster Linie der Erstellung eines kardiovaskulären Risikoprofils.

Nennen Sie mindestens sechs Risikofaktoren, die mit einem gehäuften Auftreten einer KHK einhergehen.

1.5 Koronare Herzkrankheit (KHK)

Risikofaktoren:

• Nikotinabusus bzw. Rauchen • Arterielle Hypertonie • Hypercholesterinämie (hohes LDL- oder niedriges HDL-Cholesterin) • Alter und Geschlecht (Männer über 45 Jahre, Frauen über 55 Jahre)	• Diabetes mellitus • Familiäre Disposition • Ballaststoffarme und fettreiche Ernährung • Bewegungsmangel (körperliche Inaktivität) • Übergewicht (Adipositas)

Ergänzung

Akutes Koronarsyndrom (ACS): zusammenfassende Bezeichnung für instabile Angina pectoris (Crescendo-Angina) und Herzinfarkt.

Leitsymptom der KHK: Führt die Verengung der Koronararterien zur Unterversorgung des Herzmuskels mit Sauerstoff, entstehen die typischen Angina-pectoris-Anfälle. Dies sind Sekunden bis Minuten anhaltende, meist dumpf-drückende Schmerzen im Brustkorb, die durch körperliche oder psychische Belastungen ausgelöst werden und durch Ruhe in der Regel wieder abklingen.

PFLEGEHINWEISE

Erstmaßnahmen bei Angina-pectoris-Anfall: Pat. beruhigen, Herzbettlage; Arztinformation, Sauerstoff- und Nitratgabe n. AV; Vitalzeichenkontrolle.

1 Herzerkrankungen

1.6 Herzinfarkt

Unter einem **Herzinfarkt** *(Myokardinfarkt)* versteht man eine akute und schwere Manifestation der KHK mit umschriebenem Gewebsuntergang *(Nekrose)* des Herzmuskelgewebes infolge lang anhaltender Mangeldurchblutung *(Ischämie)*. Angesichts der Schwere der Erkrankung und der therapeutischen Konsequenzen muss die Diagnostik schnellstmöglich erfolgen: mit Blutuntersuchungen (z. B. Troponine I und T), EKG, Echokardiografie und Koronarangiografie.

Ergänzen Sie die folgende Textpassage mit den unten stehenden Begriffen.

Der meist überwiegenden Zahl der _____ liegt der _____ einer oder mehrerer _____ oder ihrer _____ zugrunde. _____ betreffen oft den _____ der linken Koronararterie. Bei einem _____ sind die _____ oder der _____ der linken Koronararterie verschlossen. 20–30_____ nach der Unterbrechung des _____ beginnen die _____ abzusterben.

Äste, Blutflusses, Herzinfarkte, Herzmuskelzellen, Hinterwandinfarkt, Infarkte, Koronararterien, Minuten, Ramus interventricularis anterior, Ramus circumflexus, rechte Koronararterie, Verschluss

1.6 Herzinfarkt

Der meist überwiegenden Zahl der Herzinfarkte liegt der Verschluss einer oder mehrerer Koronararterien oder ihrer Äste zugrunde. Infarkte betreffen oft den Ramus interventricularis anterior der linken Koronararterie. Bei einem Hinterwandinfarkt sind die rechte Koronararterie oder der Ramus circumflexus der linken Koronararterie verschlossen. 20–30 Minuten nach der Unterbrechung des Blutflusses beginnen die Herzmuskelzellen abzusterben.

Ergänzung

Infarkt-Symptome: Leitsymptom sind plötzliche, heftige retrosternale (hinter dem Brustbein lokalisierte) Schmerzen, häufig mit starkem Engegefühl, Todesangst und Unruhe. Diese Schmerzen sprechen typischerweise auf Ruhe und Gabe von Nitropräparaten kaum oder gar nicht an. Bei älteren Menschen und Diabetikern sind jedoch nur wenig oder gar keine Schmerzen (stummer Herzinfarkt) vorhanden. Die typischen Komplikationen sind Herzinsuffizienz und Herzrhythmusstörungen.
Kardiogener Schock: lebensbedrohliches Kreislaufversagen mit schwerem Sauerstoffmangel durch ein Herzversagen.

PFLEGEHINWEISE

Nach Behandlung der Akutsymptomatik (Intensivstation) engmaschige Vitalzeichenkontrolle, ggf. Bilanzierung, Stufenmobilisation, leichtverdauliche Ernährung, Überwachung medikamentöser Therapie.

1 Herzerkrankungen

1.7 Endokarditis

Bei der **infektiösen Endokarditis** liegt eine meist bakterielle Entzündung der Herzinnenhaut *(Endokard)* im Rahmen einer Blutvergiftung *(Sepsis)* mit drohender Zerstörung der Herzklappen vor. In über 90 % der Fälle handelt es sich um Streptokokken und Staphylokokken. Am häufigsten sind die Mitral- und die Aortenklappe betroffen.

Nennen Sie mindestens vier Symptome der bakteriellen Endokarditis.

1.7 Endokarditis

Leitsymptome:

- Allgemeinsymptome (Appetitlosigkeit, Gewichtsverlust, Schwäche)
- Fieber mit Schüttelfrost und Nachtschweiß
- Anämie (→ K163)
- Gewichtsverlust, Appetitlosigkeit
- Herz- und Gelenkbeschwerden
- Linksherzinsuffizienz infolge Mitral- oder Aortenklappenzerstörung (→ K11)
- Nierenbeteiligung mit Hämaturie und Proteinurie (Blut und Eiweiß im Urin)
- Petechiale (punktförmige) Blutungen an Fuß- und Handflächen

Ergänzung

Komplikationen: Hauptkomplikation der bakteriellen Endokarditis ist neben der Klappenzerstörung das Ablösen der Ablagerungen auf den Herzklappen mit nachfolgendem Einschwemmen in den Kreislauf. Es bilden sich Embolien (→ K19) in Gehirn, Nieren und anderen Organen. Weitere Komplikationen sind das Abreißen der Klappe mit plötzlichem Auftreten einer Klappeninsuffizienz und die Abzessbildung im Klappenbereich.

1 Herzerkrankungen

1.8 Myokarditis

Myokarditis ist eine akute oder chronische Entzündung der Herzmuskelschicht *(Myokard)*, die durch Bakterien (z. B. Staphylokokken), Viren (z. B. Zytomegalie-Viren), Pilze oder Parasiten im Rahmen einer Kollagenose sowie als Begleitmyokarditis bei Herzinfarkt oder nach Herzoperationen hervorgerufen wird.

Ergänzen Sie die folgende Textpassage mit den unten stehenden Begriffen.

Das _____ der _____ ist von _____ und _____ geprägt. Die Betroffenen klagen über _____ und _____. Die _____ dieser _____ kann allerdings sehr _____ und manchmal völlig _____ sein.

Atemnot, Ausprägung, Beschwerden, Herzrhythmusstörungen, Herzinsuffizienzsymptomen, klinische Bild, Leistungsminderung, Myokarditis, unterschiedlich, unspezifisch

1.8 Myokarditis

Das klinische Bild der Myokarditis ist von Herzrhythmusstörungen und Herzinsuffizienzsymptomen geprägt. Die Betroffenen klagen über Atemnot und Leistungsminderung. Die Ausprägung dieser Beschwerden kann allerdings sehr unterschiedlich und manchmal völlig unspezifisch sein.

Ergänzung

Kollagenosen: Bezeichnung für systemisch-entzündliche Bindegewebskrankheiten, die durch Autoimmunreaktionen verursacht sind oder bei denen eine solche Genese vermutet wird und deren gemeinsames Kennzeichen eine generalisierte Schädigung des Bindegewebes ist.
Zytomegalie-Viren (ZMV): DNS-Viren, die durch Schmier- und Tröpfcheninfektion, aber auch sexuell, durch Muttermilch, Blut und transplantierte Organe übertragen werden.

PFLEGEHINWEISE

Patienten haben Bettruhe; sie benötigen Unterstützung bei den Lebensaktivitäten und engmaschige Überwachung der Vitalzeichen.

1 Herzerkrankungen

1.9 Perikarditis

Bei der **Perikarditis** liegt eine Entzündung des Herzbeutels *(Perikard)* vor, häufig mit Flüssigkeitsansammlung in der Perikardhöhle (Perikarderguss).

Nennen Sie fünf Ursachen, durch die eine Perikarditis bedingt sein kann.

1.9 Perikarditis

Ursachen:

1. Virale Infektionen (z. B. durch Influenza-, Masern- oder Mumpsviren)
2. Immunologisch bedingt (z. B. Autoimmunerkrankungen)
3. Bakterielle Infektionen (z. B. durch Staphylokokken, Streptokokken, Pneumokokken)
4. Tumorperikarditis bei infiltrativem Wachstum oder Metastasierung
5. Stoffwechselentgleisungen (z. B. eine Urämie → K136)
6. Idiopatisch (in 70 % der Fälle ist die Ursache unklar)

Ergänzung

Symptomatik: Allgemeine Schwäche, Atemnot, zunehmendes Beklemmungsgefühl im Liegen und ein retrosternaler, oft lage- und atemabhängiger Schmerz. Häufig bildet sich im Folgestadium ein entzündlicher Perikarderguss im Herzbeutel, sodass die Herztöne wegen des Ergusses nur noch leise hörbar sind. Die Folge ist eine verminderte Auswurfsleistung des Herzens und damit eine Herzinsuffizienz.

PFLEGEHINWEISE

Bei Notwendigkeit einer Entlastungspunktion: Unterstützung, Vor- und Nachbereitung.

1.10 Elektrokardiogramm (EKG)

Ein **Elektrokardiogramm** (**EKG,** *Messung der Herzströme*) ist ein unverzichtbarer Bestandteil der kardiologischen Diagnostik. Es gibt Auskunft über den Herzrhythmus, die Erregungsleitung im Herzen und in begrenztem Maße über die Arbeitsmuskulatur. Es wird durchgeführt bei Verdacht auf Herzerkrankungen, z. B. Herzinfarkt, Herzrhythmusstörungen oder zur Schrittmacherkontrolle. Es wird die bipolare Extremitätenableitung nach Einthoven von der unipolaren Brustwandableitung nach Wilson unterschieden.

Nennen Sie anhand der Abbildung die exakte Platzierung der Elektroden bei den oben genannten Ableitungen.

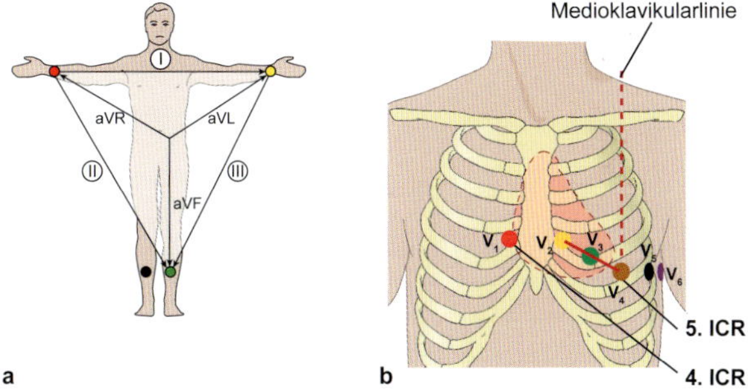

Abb. 1.3 Verschiedene EKG-Ableitungen
a) Bipolare Extremitätenableitungen nach Einthoven.
b) Brustwandableitung nach Wilson. [L190]

1.10 Elektrokardiogramm (EKG)

Bipolare Extremitätenableitung nach Einthoven:

Die Elektroden werden am rechten Arm, linken Arm, linken Fuß sowie rechten Fuß (Erdung) angebracht.

Unipolare Brustwandableitung nach Wilson:

Die Elektroden werden auf der Brustwand wie folgt angebracht:
- 4. ICR (Interkostalraum) parasternal (am Brustbeinrand) rechts (V_1)
- 4. ICR (Interkostalraum) parasternal (am Brustbeinrand) links (V_2)
- Zwischen V_2 und V_4 (V_3)
- 5. ICR (Interkostalraum) Medioklavikularlinie (MCL) links (V_4)
- Vordere Axillarlinie Höhe V_4 links (V_5)
- Mittlere Axillarlinie Höhe V_4 links (V_6)

Ergänzung

Belastungs-EKG *(Ergometrie)*: Der Patient wird körperlich zunehmend belastet, z. B. auf einem Fahrradergometer, gleichzeitig wird ein EKG abgeleitet.
Langzeit-EKG *(Holter-EKG)*: über mindestens 24 Std., meist am besten unter normaler Alltagsbelastung

1 Herzerkrankungen

1.11 Erworbene Herzklappenfehler

Erworbene Herzklappenfehler sind in der Regel Folge von degenerativen und entzündlichen Prozessen. Am häufigsten sind die Aorten-, die Mitralklappe oder beide in Kombination betroffen.

Füllen Sie die linke Spalte der Tabelle aus.

Defekt	Befund bei Auskultation
	Diastolisches Geräusch leiser werdend
	Systolisches Geräusch hochfrequent
	Systolisches Geräusch hochfrequent
	Diastolisches Geräusch niederfrequent

Tab. 1.2 Erworbene Herzklappenfehler.

1.11 Erworbene Herzklappenfehler

Defekt	Befund bei Auskultation
Aortenklappeninsuffizienz	Diastolisches Geräusch leiser werdend
Aortenklappenstenose	Systolisches Geräusch hochfrequent
Mitralklappeninsuffizienz	Systolisches Geräusch hochfrequent
Mitralklappenstenose	Diastolisches Geräusch niederfrequent

Tab. 1.2 Erworbene Herzklappenfehler.

Ergänzung

Mitralklappenprolaps (MKP): Beim MKP ist die Mitralklappe im Verhältnis zur Öffnungsfläche zu groß angelegt. Dadurch wölbt sich das Mitralsegel während der Kammersystole in den linken Vorhof vor. Der Mitralklappenprolaps ist zwar relativ häufig, bereitet aber nur selten Beschwerden.

PFLEGEHINWEISE

Nach Herzklappenoperationen ist auf die Überwachung der Vitalzeichen, Bilanzierung, Sternuminstabilität und korrekten Umgang mit Thoraxdrainagen zu achten.

2 Erkrankungen des Kreislaufs

2.1 Arterielle Hypertonie

Als **arterielle Hypertonie** *(Bluthochdruck)* wird eine dauerhafte, nicht situationsabhängige Blutdruckerhöhung über 140/90 mmHg bezeichnet. Ätiologisch werden die **primäre Hypertonie** und die verschiedenen **sekundären Hypertonien** unterschieden.
Bei stark schwankenden Werten oder zur Einschätzung des Blutdrucks im Tagesverlauf erfolgt eine Langzeitblutdruckmessung. Das Basisprogramm umfasst Blutuntersuchungen (Blutbild, Blutzucker, Cholesterin, Elektrolyte, Harnsäure, Kalium, Kreatinin, Triglyzeride), Urinuntersuchung (Urinstatus, Teststreifenuntersuchung auf Mikroalbuminurie) und EKG.

Nennen und erläutern Sie vier Komplikationen der Hypertonie.

Komplikationen:

1. **Gefäße:** Die Hypertonie beschleunigt stark die Arteriosklerose (→ K14) aller arteriellen Gefäße.
2. **Auge:** Die hypertoniebedingten Netzhautschäden reichen über Netzhautblutungen bis hin zur völligen Erblindung.
3. **Gehirn:** Wichtigste Komplikation des Hypertonus am Gehirn ist der Schlaganfall (→ K47).
4. **Herz:** Der Bluthochdruck beschleunigt die Entwicklung einer hypertensiven Herzerkrankung (Linksherzhypertrophie), da die linke Kammer ständig gegen den erhöhten Widerstand im Körperkreislauf anpumpen muss.
5. **Niere:** Bei langjähriger Hypertonie bildet sich eine arteriosklerotische Schrumpfniere mit Niereninsuffizienz (→ K135, → K136).

Ergänzung

Primäre Hypertonie: Die Ursache der Blutdruckregulationsstörung ist multifaktoriell bedingt. Eine genetische Komponente gilt als sicher. Das Zusammenspiel äußerer (z. B. Übergewicht) und innerer Einflüsse führen zur Manifestation der Hypertonie.
Sekundäre Hypertonie: Bluthochdruck ist Folge anderer Erkrankungen, am häufigsten des Nierenparenchyms (z. B. Glomerulonephritis → K133), seltener endokrin (z. B. Schilddrüsenüberfunktion → K121), neurogen (z. B. erhöhter Hirndruck), vaskulär (z. B. Gefäßfehlbildungen) oder medikamentös bedingt.

2 Erkrankungen des Kreislaufs

2.2 Hypotonie

Die **Hypotonie** ist eine dauernde Blutdruckerniedrigung auf Werte unter 105/60 mmHg bei gleichzeitigen Beschwerden der Betroffenen durch die Minderdurchblutung der peripheren Organe.

Füllen Sie die rechte Spalte der Tabelle aus.

Form	Ätiologie
Primäre Hypotonie	
Sekundäre Hypotonie	

Tab. 2.1 Hypotonieformen.

Form	Ätiologie
Primäre Hypotonie	Diese Hypotonieform ist sehr häufig, insbesondere bei jüngeren Frauen, und hat keine erkennbare Ursache
Sekundäre Hypotonie	Sie ist Ausdruck einer Grunderkrankung, etwa einer Aortenklappenstenose, Herzinsuffizienz, Nebenniereninsuffizienz, Hypothyreose oder nach längerer Bettlägerigkeit

Tab. 2.1 Hypotonieformen.

Ergänzung

Klinisches Bild: Die Betroffenen klagen über Abgeschlagenheit, Leistungs- und Konzentrationsschwäche sowie Schwindel.

Orthostatische Dysregulation (orthostatische Hypotonie): wiederkehrender Blutdruckabfall beim Lagewechsel vom Liegen zum Stehen oder bei längerem Stehen. Durch die kurzzeitige Minderdurchblutung des Gehirns kann der Patient ohnmächtig werden und stürzen.

PFLEGEHINWEISE

Zur Stabilisierung der Kreislaufsituation bei einer primären Hypotonie sind im Rahmen der Prävention Ausdauersportarten, Wechselduschen und eine ausreichende Flüssigkeitszufuhr hilfreich. Falls der Patient kollabiert: Beine hochlagern, Vitalzeichen kontrollieren und ggf. Flüssigkeitszufuhr.

2 Erkrankungen des Kreislaufs

2.3 Arteriosklerose

Die **Arteriosklerose** ist eine Systemerkrankung. Betroffen ist das ganze arterielle System.

Erläutern Sie anhand der Abbildung die Pathogenese der Arteriosklerose (Atherosklerose).

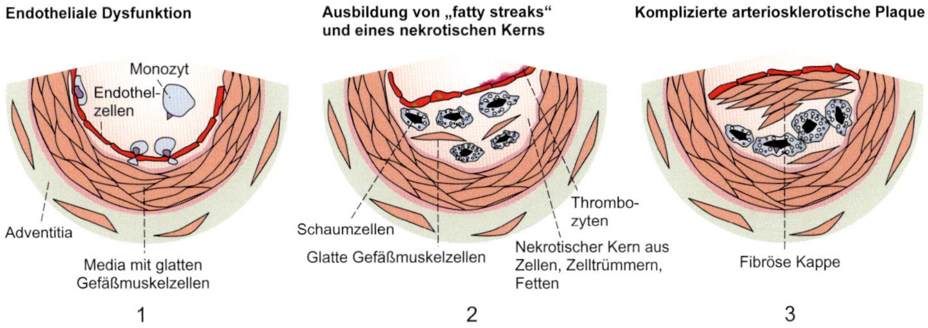

Abb. 2.1 Die Entwicklung einer Arteriosklerose. [L190]

2.3 Arteriosklerose

Pathogenese der Arteriosklerose (Arterienverkalkung):

1. Durch verschiedene Risikofaktoren kommt es zu einer Endothelschädigung, die zur Ausbildung eines Intimaödems (Intima = Plattenepithel des Gefäßlumens) und zur Anlagerung bzw. zum Eindringen von Blutzellen (Monozyten, Thrombozyten) und Lipiden führt (fatty streaks, Fettstreifen).
2. Die eingewanderten Abwehrzellen setzen Botenstoffe frei (z. B. Wachstumsfaktoren), die nicht nur eine entzündliche Reaktion der Gefäßwand, sondern auch eine Einwanderung und Proliferation der Gefäßwandmuskelzellen in die Intima fördern.
3. Mit der Zeit bildet sich eine Fibrose mit fibrösen arteriosklerotischen Plaques, Nekrosen und Verkalkungen aus. Reißen die Plaques ein, so bilden sich an der entstandenen rauen Gefäßläsion Thromben, die das Gefäß teilweise oder vollständig verlegen.

Ergänzung

Folgen: Arterielle Gefäßverschlüsse führen zu Durchblutungsstörungen (z. B. Ischämie) sowie zum Gewebsuntergang (Infarkt) in den nachgeschalteten Organen.
Risikofaktoren: Für die Beratung des Patienten ist die Erfassung der individuell vorliegenden Risikofaktoren wichtig, z. B. Nikotinabusus, Hypertonie (→ K12), Diabetes mellitus (→ K128), familiäre Disposition, Fettstoffwechselstörungen (→ K116), Geschlecht und Alter.

2 Erkrankungen des Kreislaufs

2.4 Periphere arterielle Verschlusskrankheit

Die **periphere arterielle Verschlusskrankheit (PAVK)** ist charakterisiert durch chronische Verengungen und Verschlüsse der Extremitätenarterien mit Durchblutungsstörungen.

Füllen Sie die rechte Spalte der Tabelle aus.

Stadium	Klinisches Bild
I	
II	
II a	
II b	
III	
IV	

Tab. 2.2 Stadieneinteilung der PAVK nach Fontaine.

Stadium	Klinisches Bild
I	Keine Beschwerden
II	Claudicatio intermittens *(Schaufensterkrankheit)*
II a	Schmerzfreie Gehstrecke ≥ 200 m
II b	Schmerzfreie Gehstrecke ≤ 200 m
III	Ruheschmerz, besonders nachts
IV	Ruheschmerz, ischämische Gewebedefekte

Tab. 2.2 Stadieneinteilung der PAVK nach Fontaine.

Ergänzung

Claudicatio intermittens *(intermittierendes Hinken, Schaufensterkrankheit):* Bei Belastung auftretender Schmerz, der durch unzureichende Durchblutung und Sauerstoffmangel der unteren Extremität verursacht wird. Die Füße sind blass und kühl, es bestehen trophische Störungen und Wundheilungsstörungen. Es kann zu dauerhaftem Ruheschmerz kommen.
Basisbehandlung: Minimierung aller kardiovaskulären Risikofaktoren, um das Fortschreiten der Arteriosklerose zu bremsen.

PFLEGEHINWEISE

Füße warm halten (Wollsocken), aber keine lokalen Wärmeanwendungen (Sensibilitätsstörungen), lockere Kleidung, Haut beobachten und Verletzungen vermeiden (Gefahr: Ulcus cruris arteriosum), Füße nie hochlagern! Keine MTS! Bis Stadium II noch Gehtraining.

2 Erkrankungen des Kreislaufs

2.5 Aneurysma

Ein **Aneurysma** ist eine umschriebene Arterienerweiterung aufgrund *angeborener* (selten) oder *erworbener* (häufig) Gefäßveränderungen. Es ist in erster Linie arteriosklerotisch bedingt; überwiegend sind ältere Menschen betroffen, Männer häufiger als Frauen.

Benennen Sie anhand der Abbildung die drei häufigsten Aneurysmaformen.

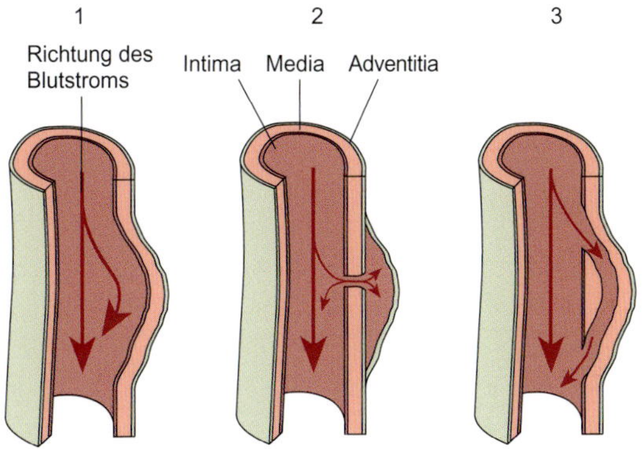

Abb. 2.2 Die drei häufigsten Aneurysmaformen. [L190]

2.5 Aneurysma

1. **Aneurysma verum** *(echtes Aneurysma):* Aussackung aller drei Schichten der Gefäßwand.
2. **Aneurysma spurium** *(falsches Aneurysma):* Aufgrund eines Lecks in der Arterienwand tritt Blut aus und bildet ein Hämatom um das Gefäß. Das Hämatom wird narbig umgebaut und bildet dann die Aneurysmawand. Entstehen meist nach einer Gefäß-OP oder -punktion.
3. **Aneurysma dissecans** *(akutes Aortensyndrom, disseziierendes Aneurysma):* Durch einen Intimariss strömt Blut zwischen Intima und Media. Folge ist eine fortschreitende Aufsplitterung der Gefäßwand mit Bildung eines zweiten falschen Aortenlumens. Ein Aneurysma dissecans beginnt am häufigsten in der thorakalen Aorta; kann bis zur Bauchaorta reichen.

Ergänzung

Aneurysmen können alle Arterien betreffen, häufig betroffen sind jedoch die Hirnarterien und die Aorta. Komplikationen sind Thrombose und Ruptur *(Zerreißung)*. Die Ruptur eines Hirngefäßes führt meist zu einer schweren Subarachnoidalblutung (SAB → K48). Bei einem abdominalen Aortenaneurysma gilt: Je größer der Durchmesser, desto wahrscheinlicher ist eine Ruptur (≥ 5,5 cm = operative Aneurysmaausschaltung durch Einsetzen einer Gefäßprothese). Sonderform: arteriovenöses Aneurysma.

Bauchaortenaneurysma (BAA): Aneurysma der Aorta zwischen Durchtritt durch das Zwerchfell *(Diaphragma)* und Aufgabelung der Aorta (ungefähr bei LWK 4), das meist arteriosklerotisch bedingt ist und nach dem 50. Lebensjahr auftreten kann.

2 Erkrankungen des Kreislaufs

2.6 Varikosis

Der Begriff **Varikosis** *(Krampfaderleiden)* fasst Erweiterungen und Gefäßschlängelungen oberflächlicher Venen *(Krampfadern, Varizen)*, am häufigsten an den Beinen auftretend, zusammen. Frauen erkranken 4-mal häufiger als Männer. Hauptmittel zur Diagnostik ist die Farb-Duplex-Sonografie, die sowohl die Venen als auch insuffiziente Mündungsklappen der Stammvenen darstellt.

Nennen und erläutern Sie mindestens drei Formen der Varikosis (in Abhängigkeit von der Lokalisation der Varizen).

2.6 Varikosis

Formen der Varikosis:

1. **Besenreiservarizen:** Sind kleine, in der Haut gelegene Venen erweitert, handelt es sich um Besenreiservarizen. Typisch ist die netz- oder kranzartige Anordnung.
2. **Perforansvarizen:** betreffen die Verbindungsvenen zwischen tiefen und oberflächlichen Venen.
3. **Retikuläre Varizen:** liegen im Subkutangewebe. Die Perforansvenen sind intakt.
4. **Stammvarizen:** liegen an der Innenseite von Ober- und Unterschenkel bzw. Rück- und Außenseite des Unterschenkels (V. saphena magna, V. saphena parva). Häufig sind auch die Perforansvenen oder die Mündungsklappe der V. saphena magna in die V. saphena femoralis funktionsunfähig.
5. **Seitenastvarizen:** Bei dieser Form sind die Seitenäste der oberflächlichen Venenhauptstämme (V. saphena magna, V. saphena parva) betroffen.

Ergänzung

Komplikationen einer Varikosis: trophische (ernährungsbedingte) Hautveränderungen, Thrombophlebitis (→K18), Varizenruptur, tiefe Beinvenenthrombose (→K19) und chronisch-venöse Insuffizienz (→K20).
Krankheitsentstehung: Für die primäre (idiopathische) Varikosis sind eine Venenwandschwäche und eine Klappeninsuffizienz verantwortlich. Die sekundäre Varikosis entsteht als Folge anderer Venenerkrankungen (z. B. Beinvenenthrombose) mit Zerstörung der Venenklappen.

2 Erkrankungen des Kreislaufs

2.7 Thrombophlebitis

Bei der **Thrombophlebitis** handelt es sich um die Entzündung einer oberflächlichen, epifaszialen (oberhalbe einer Faszie gelegenen) Vene mit einer gleichzeitigen thrombotischen Verlegung.

Ergänzen Sie die folgende Textpassage mit den unten stehenden Begriffen.

Die _____ Thrombophlebitis ist zumeist Folge eines _____, von _____ oder _____ an nicht _____ veränderten _____. Die lokalen _____ ähneln denjenigen der _____ Thrombophlebitis, jedoch können _____ wie _____ und _____ des _____ hinzutreten.

abakteriellen, Allgemeinsymptome, Bagatelltraumas, bakterielle, Fieber, eitrige Einschmelzung, Entzündungsherdes, Injektionen, Symptome, varikös, Venen, venösen Zugängen

2.7 Thrombophlebitis

Die bakterielle Thrombophlebitis ist zumeist Folge eines Bagatelltraumas, von Injektionen oder venösen Zugängen an nicht varikös veränderten Venen. Die lokalen Symptome ähneln denjenigen der abakteriellen Thrombophlebitis, jedoch können Allgemeinsymptome wie Fieber und eitrige Einschmelzung des Entzündungsherdes hinzutreten.

Ergänzung

Thrombose: lokale intravasale (innerhalb eines Blut- oder Lymphgefäßes) Gerinnung (Thrombus) mit nachfolgendem teilweisem oder vollständigem Verschluss des betroffenen Gefäßes.

PFLEGEHINWEISE

Der Verbandwechsel eines venösen Zugangs erfolgt immer nach sterilen Kautelen. Bei Entzündungen wird n. AV der Zugang gezogen und die Stelle lokal gekühlt; ggf. werden antiseptische Verbände angelegt (z. B. mit Octenisept®).

2 Erkrankungen des Kreislaufs

2.8 Phlebothrombose

Als **Phlebothrombose** *(tiefe Venenthrombose)* wird der Verschluss einer tiefen Vene durch einen Thrombus (→K18) bezeichnet. Sie tritt zu 90 % in den tiefen Bein- und Beckenvenen auf, links häufiger als rechts.
Aufgrund des Untersuchungsbefunds wird die Wahrscheinlichkeit einer tiefen Beinvenenthrombose mittels validierter Scores (z. B. Wells-Score) geschätzt. Bei hoher Thrombosewahrscheinlichkeit hat sich heute die Farb-Duplex-Sonografie durchgesetzt (z. B. Darstellung von Vene und Venenwand, Beurteilung des Blutflusses).

Nennen Sie drei Risikofaktoren (Virchow-Trias), die der Entstehung eines Thrombus zugrunde liegen.

2.8 Phlebothrombose

Virchow-Trias:

1. **Gefäßwandschädigung:** z. B. nach einer Operation, Fraktur oder Geburt, bei Entzündungen oder Tumoren.
2. **Veränderung der Blutströmung:** vor allem Strömungsverlangsamung, z. B. bei Bettlägerigkeit, Ruhigstellung während einer Operation, Lähmung sowie bei Wirbelbildung des Blutes bei Varizen.
3. **Veränderte Blutzusammensetzung** mit erhöhter Gerinnbarkeit des Blutes (Hyperkoagulabilität) und daraus resultierender erhöhter Thromboseneigung (Thrombophilie).

Ergänzung

Embolie: Gefäßverschluss durch einen Embolus (innerhalb der Blutbahn verschlepptes Material). Man unterscheidet zwischen venösen und arteriellen Embolien.
Klinisches Bild: Als Erstes bemerken die Betroffenen meist ein Schwere- und Spannungsgefühl am betroffenen Bein, einen belastungsabhängigen Fußsohlen- oder Wadenschmerz und einen ziehenden Schmerz entlang der Venen. Das betroffene Bein ist geschwollen und überwärmt.
Komplikation: Wichtigste und lebensgefährliche Komplikation einer tiefen Bein- oder Beckenvenenthrombose ist die Lungenembolie (→ K76). Eine Lungenembolie kann zum tödlichen Rechtsherzversagen (→ K4) innerhalb von wenigen Minuten führen.

2 Erkrankungen des Kreislaufs

2.9 Chronisch-venöse Insuffizienz

Der Begriff **chronisch-venöse Insuffizienz** *(CVI)* fasst die Kombination von Venen- und/oder Hautveränderungen bei länger bestehender Varikosis (→ K17) oder angeborenen Fehlbildungen der Venen oder Venenklappen zusammen. Die Diagnostik entspricht im Wesentlichen der bei Varizen. Die Behandlung ruht auf Ursachenbehandlung (z. B. Therapie der Varizen) und Kompressionstherapie (Kompressionsverbände, -strümpfe).

Füllen Sie die rechte Spalte der Tabelle aus.

Stadium	Klinische Befunde
I	
II	
III	

Tab. 2.3 Stadieneinteilung der CVI.

Stadium	Klinische Befunde
I	Corona phlebectatica (dunkelblaue, erweitere Hautvenen an den Fußrändern), reversible Ödeme im Stehen, Schweregefühl
II	Depigmentierte Hautbezirke *(Atrophie blanche)*, rotbraune Hyperpigmentierung der Haut, permanente Ödeme, weiß-fleckige Hautatrophie
III	Bestehendes oder abgeheiltes Ulcus cruris (Unterschenkelgeschwür, offenes Bein), welches einzeln oder auch mehrfach auftritt

Tab. 2.3 Stadieneinteilung der CVI.

Ergänzung

Komplikationen: Hauptkomplikationen der chronisch-venösen Insuffizienz (chronisch-venöses Stauungssyndrom, CVSS) sind die Entwicklung eines nässenden, oft schmerzhaften Geschwürs am Innenknöchel (Ulcus cruris → K21) und eine Einsteifung des oberen Sprunggelenks.
Postthrombotisches Syndrom: Eine chronisch-venöse Insuffizienz, die durch eine Thrombose der tiefen Bein- oder Beckenvenen bedingt ist.

PFLEGEHINWEISE

Zur Aktivierung der Muskelpumpe sollen die Patienten viel laufen, zwischendurch die Beine hochlagern. Unterstützend werden Kompressionsstrümpfe angepasst. Präventive Maßnahmen zur Vermeidung einer Varikosis beachten (Bewegung, Normalgewicht, Wechselduschen etc.).

2 Erkrankungen des Kreislaufs

2.10 Ulcus cruris

Ein **Ulcus cruris** beschreibt ein Unterschenkelgeschwür, das entweder venös (Ulcus cruris venosum) durch eine gestörte Funktion der Unterschenkelvenen oder arteriell (Ulcus cruris arteriosum) durch Gefäßverkalkungen bedingt ist.
Die Diagnostik erfolgt mittels Anamnese, Blutuntersuchungen, Sonografien und bildgebenden Verfahren. Sie hat zum Ziel, Ausdehnung und Komplikationen des Ulkus zu erfassen (z. B. Knochenbeteiligung, Infektionen) sowie die Ursache festzustellen.

Vervollständigen Sie die Textpassage mit den unten stehenden Begriffen.

Am häufigsten ist ein Ulcus cruris durch eine _____ (60–80 % der Fälle) bedingt. Die zweithäufigste Ursache ist eine _____. Das _____ Ulcus cruris ist oft _____ und _____. Es ist bevorzugt am _____ und _____ lokalisiert. Das _____ Ulcus cruris ist oft an _____, z. B. an _____ und _____ lokalisiert. Oft sind hierbei neben der _____ auch die _____ und der _____ zerstört.

arterielle, chronisch-venöse Insuffizienz, Druckstellen, Fersen, Haut, Innenknöchel, Knochen, medialem Unterschenkel, nässend, PAVK, schmerzhaft, venöse, Weichteile, Zehen

2.10 Ulcus cruris

Am häufigsten ist ein Ulcus cruris durch eine chronisch-venöse Insuffizienz (60–80 % der Fälle) bedingt. Die zweithäufigste Ursache ist eine PAVK. Das venöse Ulcus cruris ist oft nässend und schmerzhaft. Es ist bevorzugt am Innenknöchel und medialen Unterschenkel lokalisiert. Das arterielle Ulcus cruris ist oft an Druckstellen, z. B. an Zehen und Fersen lokalisiert. Oft sind hierbei neben der Haut auch die Weichteile und der Knochen zerstört.

Ergänzung

Therapie:

- **Venöses Ulcus** *(Ulcus cruris venosum):* Wichtig ist die Förderung des venösen Rückflusses durch einen Kompressionsverband und die Hochlagerung des Beines. Ergänzend sind Bewegung und Gehtraining sinnvoll.
- **Arterielles Ulcus** *(Ulcus cruris arteriosum):* Kein Hochlagern oder Kompressionsverband des Beines, da hierdurch die arterielle Blutversorgung noch stärker behindert wird. Wichtig sind eine Infektionsprophylaxe und ein Gehtraining.
- Lokale Wundversorgung durch spezielle Verbände.

Bei 10–15 % der Betroffenen liegt ein Ulcus cruris mixtum (gemischtes Ulcus) vor, d. h. eine Mischform aus venösem und arteriellem Ulkus.

Komplikationen: Wundinfektionen bis zur schweren Sepsis; Verlust des Beins.

3 Erkrankungen des Bewegungsapparates

3.1 Osteomyelitis

Die **entzündlichen Knochen- und Gelenkerkrankungen** sind auf verschiedenartige Erreger, meistens Bakterien, zurückzuführen. In der Blutuntersuchung sind die Entzündungswerte erhöht. Ferner werden Blutkulturen abgenommen und der entzündete Knochen (auch das Gelenk) punktiert, um Material für einen Erregernachweis zu gewinnen. Eine radiologische Untersuchung zeigt erst nach 2 Wochen erste Befunde. Die MRT zeigt die Entzündung früher.

Füllen Sie die linke Spalte der Tabelle aus.

Form	Krankheitsentstehung
	Tritt durch hämatogene Aussaat der Erreger nach Allgemeininfektionen auf
	Entsteht durch Eindringen der Erreger von außen, etwa bei einer Operation oder einer Verletzung
	Ihr Ausgangsherd ist ein Tuberkuloseherd in der Lunge

Tab. 3.1 Spezifische und unspezifische Osteomyelitis.

3.1 Osteomyelitis

Form	Krankheitsentstehung
Endogene Osteomyelitis	Tritt durch hämatogene Aussaat der Erreger nach Allgemeininfektionen auf
Exogene Osteomyelitis	Entsteht durch Eindringen der Erreger von außen, etwa bei einer Operation oder einer Verletzung
Tuberkulöse Osteomyelitis	Ihr Ausgangsherd ist ein Tuberkuloseherd in der Lunge

Tab. 3.1 Spezifische und unspezifische Osteomyelitis.

Ergänzung

Klassifikation der Osteomyelitiden: unspezifische Osteomyelitiden (z. B. endogene und exogene Osteomyelitis durch Infektion mit Staphylococcus aureus) und spezifische Osteomyelitiden, z. B. durch Infektion mit Myobacterium tuberculosis (→ K72) oder Treponema pallidum (→ K153).
Klinisches Bild der unspezifischen Osteomyelitis: Die Betroffenen haben Fieber, fühlen sich schlecht und klagen über Schmerzen in der betroffenen Körperregion.
Therapie: sofortige Antibiotikagabe (intravenöse Gabe über mindestens 2–4 Wochen), operative Ausräumung, Spül-Saug-Drainagen, Vakuumversiegelungsverbände.

3 Erkrankungen des Bewegungsapparates

3.2 Infizierter Gelenkersatz

Der **infizierte Gelenkersatz** ist eine bakterielle Infektion einer implantierten Gelenkprothese mit drohendem Verlust der Gelenkfunktion.

Ergänzen Sie die folgende Textpassage mit den unten stehenden Begriffen.

Der _____ (Auftreten bis zu drei Monate postoperativ) ist durch eine _____ oder frühe _____ der _____ bedingt. Einen häufigen _____ für _____ bilden dabei _____. Hingegen wird ein _____ (Auftreten später als drei Monate postoperativ) durch eine _____ oder eine _____ ruhender _____ bei _____ hervorgerufen.

Abwehrschwäche, Aktivierung, Bakteriämie, Bakterien, Frühinfekt, Hämatome, intraoperative, Keime, Nährboden, postoperative Kontamination, Spätinfekt, Wunde

3.2 Infizierter Gelenkersatz

Der Frühinfekt (Auftreten bis zu drei Monate postoperativ) ist durch eine intraoperative oder frühe postoperative Kontamination der Wunde bedingt. Einen häufigen Nährboden für Bakterien bilden dabei Hämatome. Hingegen wird ein Spätinfekt (Auftreten später als drei Monate postoperativ) durch eine Bakteriämie oder eine Aktivierung ruhender Keime bei Abwehrschwäche hervorgerufen.

Ergänzung

Symptomatik: Leitsymptome von Frühinfektionen sind postoperativ persistierendes oder nach einem freien Intervall wiederauftretendes Fieber, Schmerzen oder starke, evtl. übel riechende Wundsekretion. Spätinfektionen zeigen sich durch Schmerzen und Prothesenlockerung.
Therapie: hochdosierte Antibiotikatherapie i. v. und ausgiebige Wundreinigung durch Spülung des Infektherdes (z. B. Spül-Saug-Drainage), operative Revision mit Débridement, Hämatomausräumung, Prothesenwechsel.
Bakteriämie: Ausschwemmung von Bakterien ins Blut.

PFLEGEHINWEISE

Bettruhe einhalten; Beobachtung der Wunde und steriler Verbandwechsel, Drainagenkontrolle/-wechsel und Beurteilung des Wundsekrets, Unterstützung des Patienten bei den Lebensaktivitäten.

3 Erkrankungen des Bewegungsapparates

3.3 Eitrige Arthritis

Die **eitrige Arthritis** *(septische* oder *infektiöse Arthritis)* ist eine akut verlaufende, bakterielle Gelenkentzündung, oft mit Eiteransammlung in der Gelenkhöhle *(Gelenkempyem, Pyarthros)*.
Diagnose → K22

Nennen und erläutern Sie mindestens zwei Ursachen einer eitrigen Arthritis.

3.3 Eitrige Arthritis

Eine eitrige Arthritis kann auf folgenden Wegen entstehen:

1. Exogen durch Keimeinschleppung von außen, etwa bei Verletzung, Gelenkpunktion oder -injektion
2. Fortgeleitet von gelenknahen bakteriellen Entzündungen, etwa einer Osteomyelitis (→ K22)
3. Endogen (hämatogen) durch Erregeraussaat mit dem Blutstrom

Ergänzung

Klinisches Bild: Die eitrige Arthritis verläuft meist akut und hochschmerzhaft. Das betroffene Gelenk ist geschwollen, gerötet und überwärmt, seine Funktion ist schmerzhaft eingeschränkt. Die Betroffenen vermeiden jede Bewegung. Knie- und Hüftgelenk sind am häufigsten betroffen.
Therapie: Sofortige Operation mit arthroskopischer oder auch offener Gelenkspülung und antibiotischer Therapie (parenterale Antibiotikabehandlung bis zu 12 Wochen). Folge ist häufig eine frühzeitige Arthrose (→ K29) durch Destruktion des Gelenkknorpels.

3 Erkrankungen des Bewegungsapparates

3.4 Dysmelien

Die Klassifikation der **Dysmelien** *(Extremitätenfehlbildungen)* ist nicht einheitlich. Unterschieden werden meist **Plusbildungen** *(Überschussvarianten)* und **Minusbildungen** *(Mangelvarianten)*.

Ergänzen Sie die folgende Abbildung mit den korrekten Beschriftungen.

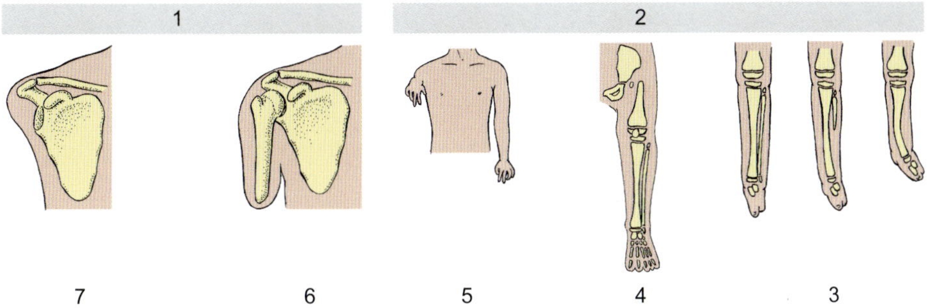

Abb. 3.1 Einteilung der Gliedmaßenfehlbildungen. [L190]

3.4 Dysmelien

1. **Transversale Defekte:** Gliedmaßendefekte, bei denen in der Transversalebene Teile der Extremitäten nicht angelegt sind
2. **Longitudinale Defekte:** Minderanlagen einzelner Skelettabschnitte, die den proximalen und/oder distalen Extremitätenabschnitt betreffen
3. **Fibulahypoplasien:** unvollkommene Ausbildung von Fibula
4. **Angeborener Femurdefekt**
5. **Phokomelie:** Ansetzen einer/s fehlgebildeten Hand/Fußes nahe dem Rumpf
6. **Peromelie:** amputationsähnlicher Defekt
7. **Amelie:** Fehlen der gesamten Gliedmaße

Ergänzung

Definition: Fehlbildung (angeborene Anomalie) im Bereich der Extremitäten.
Krankheitsentstehung: Ursächlich vermutet werden bei der Mehrzahl der Dysmelien endogene Faktoren (z. B. Mutationen) in der sensiblen Phase der Extremitätenentwicklung (29.–46. Tag der Schwangerschaft), seltener exogene Schädigungen (z. B. Röntgenstrahlen, Medikamente).
Osteogenesis imperfecta *(Glasknochenkrankheit):* Erblich bedingte Gruppe von Erkrankungen mit dem Leitsymptom einer erhöhten Knochenbrüchigkeit. Infolge eines Gendefekts ist die Kollagensynthese gestört, was zu einer erhöhten Knochenbrüchigkeit führt.

3 Erkrankungen des Bewegungsapparates

3.5 Osteoporose

Als **Osteoporose** *(Knochenschwund)* wird eine generalisierte (systemische) Skeletterkrankung mit Verminderung der Knochenmasse und -festigkeit, veränderter Knochenstruktur und nachfolgend erhöhtem Frakturrisiko bezeichnet.
Klinische Zeichen sind Deformierung von Wirbelkörpern durch Deckplatteneinbruch, Rundrückenbildung, Größenminderung und Tannenbaumphänomen (schräg von der Wirbelsäule zu den Flanken ziehende Hautfalten am Rücken). Die Basisdiagnostik umfasst Anamnese und Untersuchung, Knochendichtemessung *(Osteodensitometrie)*, bildgebende Verfahren und Blutuntersuchungen.

Nennen und erläutern Sie mindestens zwei Formen der primären Osteoporose.

3.5 Osteoporose

Klassifikation der primären Osteoporose

Die Osteoporose wird unterteilt in die primäre und sekundäre Osteoporose. Das Auftreten der primären Osteoporose ist sehr häufig, es wird folgende Unterscheidung getroffen:

1. **Idiopathische Osteoporose:** ungeklärte Ätiologie, meist junge Menschen betroffen (selten).
2. **Postmenopausale Osteoporose (Typ I):** Befällt vor allem Frauen nach den Wechseljahren (25 % aller Frauen über 60 sind betroffen). Der Knochenumsatz ist typischerweise hoch. Wichtigster Faktor bei der Krankheitsentstehung ist wahrscheinlich der Östrogenmangel der Frau nach der Menopause, der zu einer gesteigerten Osteoklastenaktivität führt.
3. **Senile Osteoporose (Typ II):** Tritt bei ca. 50 % aller über 70-Jährigen auf und nimmt meist einen schleichenden Verlauf. Der Knochenumsatz ist minimal. Für die Pathogenese sind vor allem ein ernährungsbedingter Kalziummangel, ein Vitamin-D-Mangel und körperliche Inaktivität verantwortlich.

Ergänzung

Osteomalazie: durch Vitamin-D-Mangel bedingte Verringerung der Knochendichte.
Sekundäre Osteoporose: Sie ist insgesamt seltener. Die wichtigsten Ursachen sind eine Langzeitbehandlung mit Glukokortikoiden, eine Schilddrüsenüberfunktion (→ K121), Mangelernährung und Bewegungsmangel (Inaktivitätsosteoporose).

3 Erkrankungen des Bewegungsapparates

3.6 Morbus Paget

Der **Morbus Paget** *(Osteodystrophia deformans, Ostitis deformans)* ist eine lokalisierte Knochenerkrankung *(Osteopathie)* mit übermäßigem Knochenumbau und dadurch bedingter mechanischer Minderwertigkeit des Knochens. Betrifft Männer (Altersgipfel bei ca. 60 Jahren) häufiger als Frauen.
Im Laborbefund ist der Wert für das Enzym AP (alkalische Phosphatase) erhöht. Dies kann jedoch auch bei Lebererkrankungen der Fall sein. Durch die nuklearmedizinische Methode der Szintigrafie lassen sich Bereiche im Knochen abbilden, die bereits von starker Umbauaktivität betroffen sind.

Erläutern Sie die Krankheitsentstehung des Morbus Paget.

3.6 Morbus Paget

Krankheitsentstehung

Die Ursache der Erkrankung ist nicht bekannt. In der Anfangsphase der Paget-Erkrankung kommt es zu einer Vermehrung und Überaktivität der Osteoklasten und hierdurch zu einem beschleunigten Knochenabbau. Wenig später führen Reparaturversuche der Osteoblasten zu einer überstürzten Neubildung von mechanisch minderwertigem Knochen (Faserknochen), der zu Frakturen und Deformierungen neigt.

Ergänzung

Komplikationen: In fortgeschrittenen Stadien sind die Knochen erheblich deformiert und es treten pathologische Knochenfrakturen auf. Weitere Komplikationen des Morbus Paget sind Hyperkalzämie (→ K143) und Hyperkalzurie (Gefahr von Nierensteinen → K137) aufgrund des gesteigerten Stoffwechsels sowie eine maligne Entartung (maligne Knochentumoren → K28).
Therapie: Schmerzbeseitigung durch Analgetika und Verhinderung der Deformität durch Kalzitonin-Behandlung sowie Gelenkersatzoperationen.
Hyperkalzurie: vermehrte Kalziumausscheidung im Harn.
Osteoblasten: Zellen, die für den Aufbau von Knochengrundsubstanz zuständig sind.
Osteoklasten: Zellen, die Knochensubstanz abbauen, was in Umbauphasen des Skeletts (z. B. Wachstum) notwendig ist.

3 Erkrankungen des Bewegungsapparates

3.7 Knochentumoren

Das klinische Bild der **Knochentumoren** ist wenig spezifisch. Im Vordergrund stehen Schwellungen des Knochens, Schmerzen, Bewegungseinschränkung und Spontanfrakturen. Gutartige Tumoren bereiten oft keine Beschwerden und sind ein Zufallsbefund. Bei Verdacht auf Knochenmetastasen sollte eine Skelettszintigrafie durchgeführt werden.

Nennen und erläutern Sie drei benigne und drei maligne Knochentumoren.

3.7 Knochentumoren

Benigne Knochentumoren:

1. **Enchondrom** *(Chondrom):* Im Markraum des Knochens liegender Tumor aus Knorpelgewebe, der ca. 10 % der gutartigen Knochentumoren ausmacht. Die Therapie ist die Kürettage mit anschließender Spongiosaauffüllung des Enchondroms (Enchondromausräumung), Gefahr der malignen Entartung.
2. **Osteochondrom** *(solitäre Exostose):* Häufigster benigner, vom Knorpelgewebe ausgehender Knochentumor, der sich aus versprengten Ossifikationskeimen der Epiphysenfuge bevorzugt im Kniebereich und am Oberarm entwickelt und zu Funktionsbehinderungen an den betroffenen Gelenken führt. Eine maligne Entartung ist äußerst selten. Meist bleibt die solitäre Exostose symptomlos.
3. **Juvenile Knochenzyste** *(solitäre Knochenzyste):* Gehört zu den tumorähnlichen Knochenläsionen und tritt bevorzugt bei 10–15-Jährigen auf. Sie ist meist am Oberarm oder Oberschenkel lokalisiert. Gefahr der pathologischen Fraktur, meist chirurgisch-operatives Vorgehen.

Maligne Knochentumoren:

1. **Chondrosarkom:** Häufig zwischen dem 40. und 70. Lebensjahr auftretender bösartiger, vom Knorpel ausgehender Tumor. Leitsymptom sind lokalisierte Schmerzen, ansonsten kaum klinische Beschwerden, langsames Wachstum. Therapie: chirurgische Entfernung des Tumors. Hauptlokalisation: obere und untere Extremitäten.
2. **Ewing-Sarkom:** Häufig zwischen dem 10. und 15. Lebensjahr auftretender hochmaligner primärer Knochentumor, ausgehend vom Knochenmark. Hauptlokalisation: untere Extremität, Becken und Oberarm.
3. **Osteosarkom:** Primärer maligner Knochentumor mit Metastasierung. Bevorzugte Lokalisation im kniegelenknahen Bereich und am proximalen Humerus. Altersgipfel um die Pubertät. Therapie: Chemotherapie und Operation.

3.8 Arthrosen

Bei der **Arthrose** *(Arthrosis deformans, degenerative Arthropathie, Osteoarthrose)* handelt es sich um eine schmerzhafte, degenerative Gelenkerkrankung mit Zerstörung des Gelenkknorpels, die zur völligen Einsteifung eines Gelenks führen kann. Bei der häufigen Koxarthrose (Hüftgelenkarthrose) ist die Innenrotation eingeschränkt, bei der Gonarthrose (Kniegelenkarthrose) die Kniestreckung. Zur Bestätigung der Verdachtsdiagnose reicht meist eine Röntgenuntersuchung des betroffenen Gelenks.

Füllen Sie die rechte Spalte der Tabelle aus.

Bezeichnung	Klinisches Bild
Bouchard-Arthrose	
Hallux rigidus	
Heberden-Arthrose	
Omarthrose	
Rhizarthrose	

Tab. 3.2 Arthrosen der verschiedenen Gelenke.

3.8 Arthrosen

Bezeichnung	Klinisches Bild
Bouchard-Arthrose	Deformierung der Fingermittelgelenke
Hallux rigidus	Schmerzen beim Abrollen des Fußes
Heberden-Arthrose	Deformierung der Fingerendgelenke
Omarthrose	Einsteifung des Schultergelenks
Rhizarthrose	Bewegungseinschränkung des Daumens

Tab. 3.2 Arthrosen der verschiedenen Gelenke.

Ergänzung

Krankheitsentstehung: Entwickelt sich aus einem Missverhältnis zwischen der Belastbarkeit eines Gelenks und seiner tatsächlichen Belastung. Bewegungsmangel bzw. Immobilisation können durch eine Einschränkung des Gelenkstoffwechsels die Entstehung einer Arthrose begünstigen. Primäre Arthrose: keine Ursache erkennbar. Genetische Faktoren und das Alter spielen eine Rolle. Sekundäre Arthrose: u. a. Folge angeborener oder erworbener Gelenkdeformierungen oder -fehlstellungen, Adipositas, rheumatischer Gelenkerkrankungen.
Symptomatik: Anlauf- und Belastungsschmerz, Dauerschmerz (in Ruhe und nachts), Deformierung, Muskelverspannung, Schwellung.

3 Erkrankungen des Bewegungsapparates

3.9 Muskulärer Schiefhals

Als **muskulärer Schiefhals** *(Torticollis muscularis)* wird eine fixierte, durch einseitige Verkürzung des Musculus sternocleidomastoideus hervorgerufene Zwangshaltung des Kopfes mit Neigung zur erkrankten und Drehung zur gesunden Seite (Gegenseite) bezeichnet.

Erläutern Sie die Pathogenese (Krankheitsentstehung) des Torticollis muscularis.

3.9 Muskulärer Schiefhals

Pathogenese (Krankheitsentstehung):

Durch Geburtstrauma entsteht eine narbige Verkürzung des M. sternocleidomastoideus mit nachfolgender Schiefstellung von Hals und Kopf. Diese stetige Kopfhaltung führt zum Schiefwachstum der Halswirbelsäule (Halswirbelskoliose) und des Gesichtsschädels (Gesichtsskoliose) mit entsprechender Bewegungseinschränkung im zervikalen Bereich der Wirbelsäule.

Ergänzung

Prognose: Sie ist nur bei frühzeitiger Behandlung (z. B. gegensinnige Lagerung des Säuglings und krankengymnastische Übungen) gut.

Skoliose → K32

PFLEGEHINWEISE

Dehnübungen und Setzen von akustischen und physiologischen Reizen auf der Gegenseite, um das Kind zu motivieren, den Kopf zur gesunden Seite hin zu drehen; Unterstützung durch Physiotherapie.

3 Erkrankungen des Bewegungsapparates

3.10 Morbus Scheuermann

Der **Morbus Scheuermann** *(Adoleszenten-Kyphose, juvenile Kyphose)* ist eine im Jugendalter auftretende Wachstumsstörung an Grund- und Deckplatten der Wirbelkörper, insbesondere der Brustwirbelsäule, mit nachfolgender **Kyphose** durch Keilwirbelbildung. Die Kyphose bleibt lebenslang bestehen. Häufigkeit: 0,5–8 % der Jugendlichen. Die Diagnose wird durch Röntgenaufnahmen gestellt.

Vervollständigen Sie die folgende Textpassage mit den unten stehenden Begriffen.

Der _____ ist die häufigste _____ bei Jugendlichen. Infolge einer _____ der Wirbelkörper bricht _____ in den Wirbelkörper ein, es kommt zur _____ der _____, zur _____ und zur _____ einer _____.

Bandscheiben, Bandscheibengewebe, Entwicklung, fixierten Kyphose, reduzierten Belastbarkeit, Schädigung, Morbus Scheuermann, Wirbeldeformierung, Wirbelsäulenerkrankung

3.10 Morbus Scheuermann

Der Morbus Scheuermann ist die häufigste Wirbelsäulenerkrankung bei Jugendlichen. Infolge einer reduzierten Belastbarkeit der Wirbelkörper bricht Bandscheibengewebe in den Wirbelkörper ein, es kommt zur Schädigung der Bandscheiben, zur Wirbeldeformierung und zur Entwicklung einer fixierten Kyphose.

Ergänzung

Therapie: Bei leichten Formen reichen konsequent durchgeführte krankengymnastische Übungen aus. Bei schweren Formen wird ein Korsett angepasst.
Prognose: Sie ist in der Regel gut. Meist kommt die Erkrankung nach dem 18. Lebensjahr von selbst zum Stillstand. Die Mehrzahl der Betroffenen ist im Alltag nicht beeinträchtigt.
Kyphose: konvexe Krümmung der Wirbelsäule nach dorsal (sog. Buckel der Brustwirbelsäule).

3 Erkrankungen des Bewegungsapparates

3.11 Skoliose

Als **Skoliose** wird eine fixierte Seitausbiegung der Wirbelsäule in der Frontalebene mit Rotation und Strukturveränderungen bezeichnet. Die Diagnose und die Schweregradeinteilung erfolgen durch Röntgenaufnahmen der gesamten Wirbelsäule. Hochgradige Skoliosen beeinträchtigen die Funktion innerer Organe, beispielsweise die Lungenfunktion.

Füllen Sie die linke Spalte der Tabelle aus.

Skoliose	Ursache
	Unbekannte Ursachen
	z. B. progressive Muskeldystrophie
	z. B. Poliomyelitis
	z. B. Morbus Scheuermann
	z. B. Hüftgelenksdysplasie

Tab. 3.3 Einteilung der Skoliosen.

3.11 Skoliose

Skoliose	Ursache
Idiopathische Skoliose	Unbekannte Ursachen
Myopathische Skoliose	z. B. progressive Muskeldystrophie
Neuropathische Skoliose	z. B. Poliomyelitis
Osteopathische Skoliose	z. B. Morbus Scheuermann
Statische Skoliose	z. B. Hüftgelenksdysplasie

Tab. 3.3 Einteilung der Skoliosen.

Ergänzung

Klinisches Bild: Die meisten Skoliosen bereiten keine Beschwerden. Schwere Skoliosen beeinträchtigen durch die Thoraxdeformierung die Lungenfunktion.

Poliomyelitis → K59

Progressive Muskeldystrophie → K66

3 Erkrankungen des Bewegungsapparates

3.12 Spondylolyse und Spondylolisthesis

Eine Spaltbildung im Wirbelbogen zwischen oberem und unterem Gelenkfortsatz wird als **Spondylolyse** bezeichnet. Sie ist ein- oder doppelseitig möglich. Im Großteil der Fälle ist der 5. Lendenwirbel von der Spondylose betroffen. Durch eine Inspektion zeigt sich eine Hyperlordose über dem betroffenen Segment. Diagnostische Verfahren sind hier beim Röntgen eine LWS-Seitenaufnahme sowie MRT und CT.

Erläutern Sie die Pathogenese (Krankheitsentstehung) der Spondylolisthesis (Wirbelgleiten).

3.12 Spondylolyse und Spondylolisthesis

Pathogenese (Krankheitsentstehung) der Spondylolisthesis:

Die Spondylolisthesis ist gekennzeichnet durch Ventralverschiebung und Verkippung eines Wirbels gegenüber dem nächst tiefer gelegenen Wirbel (in der Regel im unteren LWS-Bereich). Sie entsteht wahrscheinlich durch ein Zusammenspiel mechanischer Faktoren (reklinierende Übungen, z. B. Turnen oder Überbelastung) und anlagebedingter Fehlbildung des Wirbelbogens. Die schwerste Form der Spondylolisthesis ist die **Spondyloptose** (die Wirbel haben den Kontakt zueinander verloren und der obere gleitet nach vorn-unten).

Ergänzung

Klinisches Bild der Spondylolyse und der Spondylolisthesis: Lage- und belastungsabhängige Rückenschmerzen. Bei Kompression von Nervenwurzeln treten neurologische Ausfälle auf.
Krankheitsentstehung der Spondylolyse: tritt als Folge von degenerativen, entzündlichen und traumatischen Erkrankungen der Wirbelsäule auf.

3 Erkrankungen des Bewegungsapparates

3.13 Bandscheibenvorfall

Über 90 % aller **Bandscheibenvorfälle** *(Diskushernien, Diskusprolaps)* treten im Lendenwirbelsäulenbereich L4/L5 (L5-Syndrom) sowie L5/S1 (S1-Syndrom) auf *(lumbaler Prolaps, lumbale Diskushernie)*. Der Altersgipfel liegt bei 40–50 Jahren, Männer sind häufiger betroffen als Frauen. Die Diagnose erfolgt durch Anamnese, klinische Untersuchung sowie bildgebende Verfahren, insbesondere die MRT.

Nennen Sie fünf Symptome der lumbalen Diskushernie.

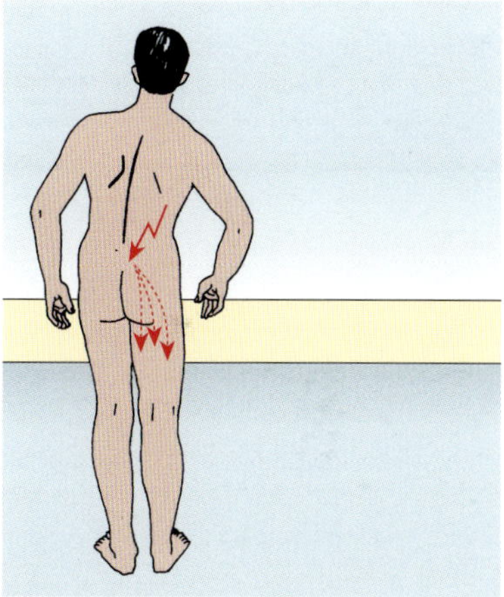

Abb. 3.2 Typische Fehlhaltung beim lumbalen Prolaps. [L190]

3.13 Bandscheibenvorfall

Symptome der lumbalen Diskushernie:

1. **Akute Rückenschmerzen** mit Ausstrahlung in das Versorgungsgebiet der betroffenen Nervenwurzel, die sich bei Husten, Pressen oder Niesen verstärken. Die Betroffenen sprechen wegen des plötzlichen Einsetzens der Schmerzen oft von Hexenschuss oder Ischias.
2. **Sensibilitätsstörungen** im betroffenen Segment (Herabsetzung der Sensibilität).
3. **Parese** bestimmter Kennmuskeln (d. h. solcher Muskeln, deren Lähmung auf die Schädigung eines bestimmten Rückenmarksegments hinweist), z. B. bei L5 der Fußhebermuskeln oder bei S1 der Fußsenkermuskeln.
4. **Abschwächung** bzw. **Ausfall** des **PSR** *(Patellarsehnenreflex)*, **ASR** *(Achillessehnenreflex)*.
5. **Positives Lasèque-Zeichen:** Der flach auf dem Rücken liegende Patient hat Rückenschmerzen beim Anheben des gestreckten Beines.

Ergänzung

Ungefähr 90 % der Bandscheibenvorfälle werden konservativ behandelt, nur ca. 5 % müssen chirurgisch behandelt werden. Als absolute Operationsindikation gelten Blasen-Darm-Störungen, progrediente Parese, Reithosenanästhesie.
Parese: unvollständige Lähmung (motorische Schwäche).
Sensibilitätsstörungen: Störungen der Reizwahrnehmung.

3 Erkrankungen des Bewegungsapparates

3.14 Supraspinatussehnensyndrom

Als **Supraspinatussehnensyndrom** *(SSP-Syndrom)* wird der Reizzustand der Sehne des **M. supraspinatus** *(Obergrätenmuskel)* mit bewegungsabhängigen Schulterschmerzen bezeichnet.

Vervollständigen Sie die folgende Textpassage mit den unten stehenden Begriffen.

_____ und primär vorhandene _____ am _____ führen zu _____ und einem _____ der _____. Die _____ wird durch _____ mit _____verstärkt.

herabhängendem Arm, degenerativen Veränderungen, bestehende Minderdurchblutung, mechanische Überbeanspruchung, Minderdurchblutung, Reizzustand, Sehnenansatz, Supraspinatussehne, Tätigkeiten

3.14 Supraspinatussehnensyndrom

Mechanische Überbeanspruchung und primär vorhandene Minderdurchblutung am Sehnenansatz führen zu degenerativen Veränderungen und einem Reizzustand der Supraspinatussehne. Die bestehende Minderdurchblutung wird durch Tätigkeiten mit herabhängendem Arm verstärkt.

Ergänzung

Symptomatik: Leitsymptom ist ein bewegungsabhängiger chronischer Schulterschmerz (auch nachts). Typischerweise schmerzen die Abduktion (abspreizen) gegen Widerstand zwischen 60–120° („painful arc“, schmerzhafter Bogen) und das Anheben (Elevation) der Schulter.
Therapie: Antiphlogistika, Belastungsreduktion im Schulterbereich, Elektrotherapie, Kälteanwendungen im akuten bzw. Wärmeanwendungen im chronischen Stadium, Krankengymnastik.
Musculus supraspinatus: Muskel der Rotatorenmanschette (→ K36), der den Oberarmknochen in der Gelenkpfanne des Schulterblatts hält.
Periarthropathia humeroscapularis (PHS): Sammelbegriff für verschiedene degenerative Erkrankungen der Schulterregion.

3 Erkrankungen des Bewegungsapparates

3.15 Tendinosis calcarea und Bursitis subacromialis

Die **Tendinosis calcarea** ist eine degenerative Erkrankung mit Kalkablagerungen an den Sehnenansätzen bei Minderdurchblutung der Rotatorenmanschette, die in der Regel keine Beschwerden bereitet. Nachfolgend kann es zur **Bursitis subacromialis** kommen.

Ergänzen Sie die folgende Textpassage mit den unten stehenden Begriffen.

Typisch für die _____ ist das Vorkommen von _____ in _____ bei _____ der _____ des _____. Durch _____ der _____ in die _____ kommt es zur akuten _____ dieses Schleimbeutels (Bursitis subacromialis). Es entstehen starke _____ in der gesamten _____, insbesondere vor dem _____ des Humerus.

Bursa subacromialis, Dauer- und Druckschmerzen, Einbruch, Kalkablagerungen, Kalkdepots, Minderdurchblutung, Rotatorenmanschette, Entzündung, Schultergelenks, Schulterregion, Sehnenansätzen, Tendinosis calcarea, Tuberculum majus

3.15 Tendinosis calcarea und Bursitis subacromialis

Typisch für die Tendinosis calcarea ist das Vorkommen von Kalkablagerungen in Sehnenansätzen bei Minderdurchblutung der Rotatorenmanschette des Schultergelenks. Durch Einbruch der Kalkdepots in die Bursa subacromialis kommt es zur akuten Entzündung dieses Schleimbeutels (Bursitis subacromialis). Es entstehen starke Dauer- und Druckschmerzen in der gesamten Schulterregion, insbesondere vor dem Tuberculum majus des Humerus.

Ergänzung

Therapie: Bei der Tendinosis calcarea werden intensive Krankengymnastik durchgeführt, Antiphlogistika gegeben und ggf. die Kalkdepots per Ultraschallzertrümmerung zerstört.
Bei der akuten Bursitis sind Kälte- und Elektrotherapie angezeigt. Medikamentöse Behandlung: starke Analgetika (z. B. Tramal®) und nichtsteroidale Antiphlogistika (z. B. Voltaren®).
Bursa subacromialis: Schleimbeutel zwischen Akromion und Schultergelenkapsel, der als Puffer bei Schulterbewegungen dient.
Rotatorenmanschette: Bezeichnung der Sehnen des M. supraspinatus, M. infraspinatus, M. subscapularis und M. teres minor, die den Humeruskopf und seine Gelenkspfanne stabilisieren.
Tuberculum majus humeri *(großer Knochenhöcker):* Knochenvorsprung im Bereich des Oberarmknochens (Oberarmknochen = Humerus).

3 Erkrankungen des Bewegungsapparates

3.16 Schultersteife

Bei der **primären** *(idiopathischen)* **Schultersteife** ist die Ätiologie unbekannt. Häufiger ist die sekundäre Schultersteife, die als Folge z. B. einer **Tendinitis calcarea** oder einer **Omarthrose** *(Arthrose des Schultergelenks)* auftritt.

Vervollständigen Sie die folgende Textpassage mit den unten stehenden Begriffen.

Die _____ zeigt sich vor allem durch Schmerzen und _____ insbesondere der _____ und _____. Dabei nimmt die _____ einen typischen _____ mit Schmerzen in der _____ und _____ bei _____ in der _____.

Abduktion, abnehmenden Schmerzen, Außenrotation, Bewegungseinschränkung, Frühphase, primäre Schultersteife, Schultersteife, Spätphase, stadienhaften Verlauf, zunehmender Bewegungseinschränkung

3.16 Schultersteife

Die Schultersteife zeigt sich vor allem durch Schmerzen und Bewegungseinschränkung insbesondere der Außenrotation und Abduktion. Dabei nimmt die primäre Schultersteife einen typischen stadienhaften Verlauf mit Schmerzen in der Frühphase und zunehmender Bewegungseinschränkung bei abnehmenden Schmerzen in der Spätphase.

Ergänzung

Schultersteife *(Capsulitis adhaesiva, Frozen Shoulder):* Fibrosierung (Vermehrung des Bindegewebes) und Schrumpfung der Gelenkkapsel mit schmerzhafter (aktiver und passiver) Bewegungseinschränkung des Gelenks.
Therapie: Krankengymnastik, manuelle Therapie, Analgetika, Injektionen von Lokalanästhetika, Hydrotherapie, schonende Mobilisation des Gelenks in Narkose. Die Therapie ist oft langwierig.
Prognose: Der Krankheitsverlauf der Schultersteife ist zwar langwierig, in der Regel ist die Schulterfunktion aber nach 1–3 Jahren wieder fast normal.

3 Erkrankungen des Bewegungsapparates

3.17 Tennis- und Golferellenbogen

Tennis- und Golferellenbogen *(Epicondylitis humeri radialis und Epicondylitis humeri ulnaris)* sind Schmerzsyndrome am Ellenbogen, insbesondere im 4. Lebensjahrzehnt, die durch chronische Überbeanspruchung mit Degeneration der entsprechenden Muskelansätze *(Epikondylen)* bedingt sind.

Füllen Sie die rechte Spalte der Tabelle aus.

Schmerzsyndrom	Schmerzauslösende Bewegungen
Golferellenbogen	
Tennisellenbogen	

Tab. 3.4 Tennis- und Golferellenbogen.

3.17 Tennis- und Golferellenbogen

Schmerzsyndrom	Schmerzauslösende Bewegungen
Golferellenbogen	Supination und Handgelenksbeugung gegen Widerstand
Tennisellenbogen	Pronation und Handgelenkstreckung sowie Mittelfingerstreckung gegen Widerstand

Tab. 3.4 Tennis- und Golferellenbogen.

Ergänzung

Klinisches Bild: Die Betroffenen klagen oft über Schmerzen im Bereich des Ursprungs der Hand- und Fingermuskeln an den Humerusepikondylen (am distalen Ende des Humerus befindliche, seitliche Knochenvorsprünge zum Ansatz von Muskeln).
Therapie: Elektrotherapie (z. B. Stoßwellentherapie), Infiltrationen des Sehnenansatzes mit einem Lokalanästhetikum-Glukokortikoid-Gemisch, Epikondylitisspange, Schonung bis hin zur Gipsruhigstellung, operative Ablösung der Muskulatur am Epikondylus.
Prognose: Die Prognose ist in der Regel gut. Die Betroffenen sollten aber die ursächlichen, monotonen Tätigkeiten auch nach Abklingen des akuten Beschwerdebildes meiden, da es sonst zu einem Rezidiv kommt.
Pronation: Einwärtsdrehung von Fuß oder Hand.
Supination: Auswärtsdrehung von Fuß oder Hand.

3 Erkrankungen des Bewegungsapparates

3.18 Karpaltunnelsyndrom

Als **Karpaltunnelsyndrom** *(Medianuskompressionssyndrom)* wird eine durch Kompression des **Nervus medianus** im Karpaltunnel hervorgerufene sensible und motorische Störung im Versorgungsgebiet des Nerven im Handbereich bezeichnet. Die Ursache bleibt meist unklar. Wichtig für die Diagnostik sind das Abfragen typischer Symptome und möglicher Risikofaktoren, Funktions- und Schmerztests, Messung der Nervenleitgeschwindigkeit (*NLG*).

Ergänzen Sie die folgende Textpassage mit den unten stehenden Begriffen.

Die Krankheit beginnt mit leichten _____ und _____ der _____ und dadurch beeinträchtigter _____. Im weiteren Verlauf entwickelt sich das typische Bild mit _____ sowie _____. Bei längerdauernder Erkrankung kommt es zur sichtbaren _____ der vom _____ versorgten _____ sowie zur _____ des _____.

Atrophie, Daumenballenmuskulatur, Klopfschmerzhaftigkeit, Fingerspitzen, Greiffunktion, Hyperästhesien, Karpaltunnels, Kribbelparästhesien, nächtlichen Hand- und Armschmerzen, Nervus medianus, Parästhesien

3.18 Karpaltunnelsyndrom

Die Krankheit beginnt mit leichten Kribbelparästhesien und Hyperästhesien der Fingerspitzen und dadurch beeinträchtigter Greiffunktion. Im weiteren Verlauf entwickelt sich das typische Bild mit nächtlichen Hand- und Armschmerzen sowie Parästhesien. Bei längerdauernder Erkrankung kommt es zur sichtbaren Atrophie der vom Nervus medianus versorgten Daumenballenmuskulatur sowie zur Klopfschmerzhaftigkeit des Karpaltunnels.

Ergänzung

Prognose: Eine Operation führt bei über 90 % der Betroffenen zu einer Besserung. Viele Patienten sind unmittelbar postoperativ schmerzfrei.
Hyperästhesie: übersteigerte Sensibilität, die zu unangenehmen Empfindungen führt.
Parästhesie: subjektive Missempfindung ohne von außen nachvollziehbaren Reiz.
Karpaltunnel *(Canalis carpi):* osteofibröser Kanal im Bereich der Ventralseite der Handwurzelknochen, in dem die Sehnen der langen Fingerbeuger und der N. medianus verlaufen, Begrenzung nach ventral durch das Retinaculum flexorum.
Nervus medianus *(Mittelnerv):* Armnerv aus dem Plexus brachialis *(Armgeflecht),* der Beugemuskeln am Unterarm und Daumen sowie Hautbezirke der Hohlhand sowie der radialen 3½ Finger (Daumen, Zeige-, Mittelfinger, Radialseite Ringfinger) versorgt.

3 Erkrankungen des Bewegungsapparates

3.19 Morbus Dupuytren

Der **Morbus Dupuytren** *(Dupuytren-Kontraktur)* ist eine Erkrankung mit bislang unklarer Ätiologie, die bevorzugt Männer befällt mit Altersgipfel nach dem 50. Lebensjahr.

Die folgende Textpassage enthält zwei inhaltliche Fehler. Welche?

Der Morbus Dupuytren ist durch Degeneration der Palmaraponeurose mit zunehmender Beugekontraktur der Finger gekennzeichnet. Die Betroffenen bemerken, dass sie die Finger im Grund- und Mittelgelenk nicht mehr beugen können. Meist sind der Klein- und der Ringfinger zuerst betroffen.

3.19 Morbus Dupuytren

Der Morbus Dupuytren ist durch Degeneration der Palmaraponeurose mit zunehmender Beugekontraktur der Finger gekennzeichnet. Die Betroffenen bemerken, dass sie die Finger im Grund- und Mittelgelenk nicht mehr beugen können. Meist sind der Klein- und der Ringfinger zuerst betroffen.

1. Statt „Degeneration" ist „Knoten- und Strangbildung" richtig
2. Statt „beugen" ist „strecken" richtig

Ergänzung

Therapie: Operative Entfernung der Palmaraponeurose (Fasziektomie). Postoperativ sind intensive krankengymnastische Bewegungsübungen erforderlich, um die Handbeweglichkeit zu erhalten.

Prognose: Häufig Rezidive, selten droht eine Amputation des Kleinfingers. *Kontraktur:* Dauerhafte Verkürzung der Muskulatur mit resultierender Bewegungseinschränkung des zugehörigen Gelenks.

Palmaraponeurose *(Aponeurosis palmaris):* fächerförmige Sehnenplatte aus kollagenen Fasern, welche die Hohlhand verspannt.

Ganglion *(Überbein):* ätiologisch ungeklärter, gutartiger Weichteiltumor der Hand, der bevorzugt am Handrücken über dem Mondbein auftritt.

3 Erkrankungen des Bewegungsapparates

3.20 Angeborene Hüft(gelenks)dysplasie

Als **angeborene Hüft(gelenks)dysplasie** wird eine Entwicklungsstörung der Hüftpfanne mit postnataler Entwicklung einer Luxation des Hüftgelenks bezeichnet. Mädchen sind etwa 5-mal häufiger betroffen als Jungen. Eine Frühdiagnose ist durch Sonografie möglich.

Nennen Sie mindestens drei klinische Befunde bei Neugeborenen und jungen Säuglingen mit einer angeborenen Hüftdysplasie.

3.20 Angeborene Hüft(gelenks)dysplasie

Klinische Befunde:

1. **Ortolani-Zeichen:** ein spür- und hörbares Schnappen, wenn die erkrankte Hüfte in Beugung, Außenrotation und Abduktion passiv bewegt wird
2. **Abspreizbehinderung** der erkrankten Hüfte
3. **Beinverkürzung,** nicht bei beidseitiger Hüftdysplasie
4. **Faltenasymmetrie** an Oberschenkel und Gesäß durch Verkürzung des Oberschenkels
5. **Watschelndes Gangbild** bei beidseitig betroffenen Hüften, das durch eine Insuffizienz der Glutäalmuskeln (Gesäßmuskulatur) bedingt ist

Ergänzung

Pathogenese: Die angeborene Hüftdysplasie ist multifaktoriell bedingt, d. h. auf eine Kombination endogener (z. B. Erbleiden) und exogener Faktoren (z. B. Kapselüberdehnung durch intrauterine Steißlage des Kindes) zurückzuführen.
Therapie: Konservativ mit einer funktionellen Frühbehandlung durch Spreizhosen, Gipsverbände oder Beugespreiz-Bandagen. Bei Versagen der konservativen Therapie operative Reposition, Retention und ggf. Pfannendachrekonstruktion.
Luxation *(Verrenkung):* pathologische Verschiebung zweier gelenkbildender Knochenenden mit vollständigem Kontaktverlust der Gelenkflächen.

3 Erkrankungen des Bewegungsapparates

3.21 Epiphyseolysis capitis femoris

Typisch für die **Epiphyseolysis capitis femoris** *(Dislokation der proximalen Femurepiphyse, Hüftkopf-Epiphysen-Lösung)* ist eine in der Pubertät auftretende Verschiebung der Epiphyse des Femurkopfes mit Störung der Gefäßversorgung des Hüftkopfes.

Nennen und erläutern Sie zwei Formen der Epiphyseolysis capitis femoris.

3.21 Epiphyseolysis capitis femoris

Formen:

1. **Akute Form** *(Epiphyseolysis capitis femoris acuta):* plötzliche Hüftschmerzen und Belastungsunfähigkeit der Hüfte bis hin zum plötzlichen Zusammenbrechen des Jugendlichen mit Unfähigkeit zu gehen.
2. **Lenta-Form:** Anfangs wenig Beschwerden mit rascher Ermüdbarkeit, Hinken, Leisten- und Knieschmerz. Im weiteren Krankheitsverlauf kommt es zu einer zunehmenden Außenrotation und Verkürzung des erkrankten Beines.

Ergänzung

Pathogenese: Vorwiegend in der präpubertären Wachstumsphase, betroffen sind vor allem adipöse oder sehr groß gewachsene Jungen zwischen dem 10.–15. Lebensjahr. Ursächlich scheint eine hormonelle Dysregulation zu sein.
Komplikation: Setzt die Behandlung zu spät ein oder kommt eine Hüftkopfnekrose hinzu, droht eine frühzeitige (sekundäre) Koxarthrose *(Arthrose des Hüftgelenks)*.
Therapie: Die akute Form stellt einen Notfall dar. Die Epiphyse muss schnellstmöglich reponiert werden. Lenta-Form: Extensionsversuch zur Retention des Hüftkopfes und Fixierung mit transossären Drähten, ggf. Umstellungsosteotomie zur Herstellung regelrechter Achsenverhältnisse.

3 Erkrankungen des Bewegungsapparates

3.22 Morbus Perthes

Als **Morbus Perthes** *(idiopathische kindliche Hüftkopfnekrose, juvenile Hüftkopfnekrose, Morbus Legg-Calvé-Perthes)* wird eine meist bei Jungen zwischen dem 3. und 10. Lebensjahr auftretende ischämische (aseptische) Nekrose des Hüftkopfes bezeichnet. Zum diagnostischen Standard gehören Röntgenaufnahmen, MRT (in der Frühphase können so kleinste Veränderungen festgestellt werden) und Sonografie (Nachweis von Gelenkerguss im Hüftgelenk).

Vervollständigen Sie die folgende Textpassage mit den unten stehenden Begriffen.

Eine _____ unklare _____ des proximalen Femurs *(Oberschenkelknochen)* führt zur _____ des _____ mit nachfolgendem _____ des _____ und _____ durch _____ neuer _____. Dieser Prozess ist nach etwa _____ abgeschlossen. Bei _____ der _____ kommt es zu _____.

Abbau, Bildung, Durchblutungsstörung, Epiphysenfuge, Hüftkopfkernes, Knochenbälkchen, nekrotischen Knochens, zwei bis vier Jahren, Mitbeteiligung, Nekrose, ursächlich, Wachstumsstörungen, Wiederaufbau

3.22 Morbus Perthes

Eine ursächlich unklare Durchblutungsstörung des proximalen Femurs *(Oberschenkelknochen)* führt zur Nekrose des Hüftkopfkernes mit nachfolgendem Abbau des nekrotischen Knochens und Wiederaufbau durch Bildung neuer Knochenbälkchen. Dieser Prozess ist nach etwa zwei bis vier Jahren abgeschlossen. Bei Mitbeteiligung der Epiphysenfuge kommt es zu Wachstumsstörungen.

Ergänzung

Symptomatik: Vorwiegend betroffen sind Knaben zwischen dem 5.–7. Lebensjahr. Auffällig werden die Kinder durch rasche Ermüdbarkeit bei Belastung und Schmerzen im Hüft- und Kniegelenk, begleitet von einer Muskelatrophie des Oberschenkels und einer diskreten Beinverkürzung. Bei etwa 15 % der betroffenen Jungen kommt es zum beidseitigen Hüftgelenksbefall.
Therapie: Bei leichten Formen wird eine physiotherapeutische Behandlung empfohlen. Bei schweren Formen besteht die Behandlung in einer Entlastungsorthese (z. B. Mainzer Orthese, Thomas-Bügel) bzw. in einer Operation (z. B. Beckenosteotomie oder Varisierungsosteotomie). Orthesen sind Hilfsmittel zum Ausgleich fehlender Funktionen des Bewegungsapparates.
Epiphysenfuge: knorpelige Zone, die für das Längenwachstum des Röhrenknochens zuständig ist.

3 Erkrankungen des Bewegungsapparates

3.23 Idiopathische Hüftkopfnekrose des Erwachsenen

Die idiopathische **Hüftkopfnekrose** *(aseptische Hüftkopfnekrose)* des Erwachsenen befällt bevorzugt Männer im mittleren Lebensalter. Sie tritt in 50 % der Fälle doppeltseitig auf.

Erläutern Sie die Krankheitsentstehung der idiopathischen Hüftnekrose des Erwachsenen.

3.23 Idiopathische Hüftkopfnekrose des Erwachsenen

Krankheitsentstehung:

Die Durchblutung und Ernährung des Hüftkopfes wird von Blutgefäßen aus der Arteria femoralis gewährleistet. Bei einer Durchblutungsstörung durch Traumata oder Gefäßerkrankungen kann es zu aseptischen Knochennekrosen verschiedener Ausdehnung kommen.

Ergänzung

Risikofaktoren: hochdosierte Glukokortikoid-Therapie, Alkoholabusus, Gefäßerkrankungen, Stoffwechselstörungen.
Symptomatik: Die Betroffenen klagen über belastungsabhängige Leisten- und Knieschmerzen mit Bewegungseinschränkung in der Hüfte. Durch eine Entzündung der Gelenkinnenhaut können die Schmerzen zur völligen Belastungsunfähigkeit des Beines führen.
Komplikationen: Deformierung des Hüftkopfes, Entwicklung einer sekundären Koxarthrose (degenerative Veränderungen des Hüftgelenks mit Funktionsstörung).
Coxitis fugax *(Hüftschnupfen):* flüchtige, nicht bakteriell bedingte Entzündung der Hüftgelenkskapsel mit Hüft- und Knieschmerzen sowie Bewegungseinschränkung der Hüfte.

3 Erkrankungen des Bewegungsapparates

3.24 Genu varum und Genu valgum

Bei Kindern sind sowohl das **Genu varum** (bei Kleinkindern) als auch das **Genu valgum** (bei Kindern im Kindergartenalter) in leichter Ausprägung physiologisch.

Erklären Sie kurz, was man unter der Valgus- und Varus-Beinstellung versteht.

3.24 Genu varum und Genu valgum

Valgus- und Varus-Beinstellung:

Valgus-Beinstellung *(X-Beinstellung):* angeborene oder erworbene Abweichung der frontalen Kniegelenkachse in die X-Beinstellung.
Varus-Beinstellung *(O-Beinstellung):* angeborene oder erworbene Abweichung der frontalen Knieglenkachse in die O-Beinstellung.

Ergänzung

Eine dauerhafte varische oder valgische Fehlbelastung der Kniegelenke kann zu einer frühzeitigen Arthrose führen (→ K29). Operativ kann eine Korrektur der Gelenkachsen erfolgen und somit die Arthrose hinausgezögert werden.
Genu recurvatum: Überstreckbarkeit der Kniegelenke mit Stand- und Gangunsicherheit. Ein Genu recurvatum kann z. B. durch Poliomyelitis (→ K59) oder einen Unfall bedingt sein.
Hallux valgus: Erworbene Zehendeformität, bei der die Großzehe im Grundgelenk nach lateral zur Außenseite abweicht (Ballenfuß) und das Großzehenendglied evtl. quer unter oder über den anderen Zehen liegen kann.

3 Erkrankungen des Bewegungsapparates

3.25 Meniskuserkrankungen

Bei den meisten **Meniskuserkrankungen** handelt es sich um eine degenerative Schädigung und/oder einen traumatisch bedingten Einriss des Meniskus im **Kniegelenk** *(Articulatio genus)*. Eine eindeutige Diagnose kann eine Röntgenuntersuchung, eine MRT oder eine Kniegelenksspiegelung (Athroskopie) liefern.

Benennen Sie anhand der Abbildung die einzelnen Meniskus-Läsionen.

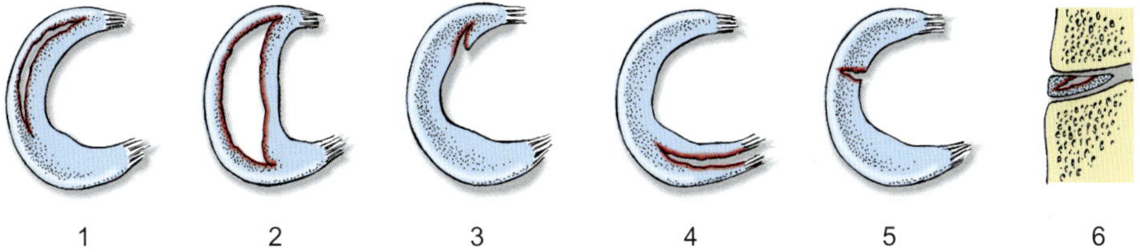

Abb. 3.3 Typische Meniskus-Läsionen. [L190]

3.25 Meniskuserkrankungen

1. Längsriss
2. Korbhenkelriss
3. Vorderhornlappenriss
4. Hinterhornlappenriss
5. Querriss
6. Horizontalriss

Ergänzung

Klinisches Bild: Die Symptome bei degenerativen Meniskusveränderungen sind oft unspezifisch. Die Betroffenen klagen über belastungsabhängige Schmerzen im Knie, Streckhemmung und Einklemmungserscheinungen. Infolge der Schonung des Beines kann die Oberschenkelmuskulatur atrophieren. Häufig liegt auch eine Gonarthrose *(Kniegelenksarthrose, Kniegelenkverschleiß)* vor.
Therapie: Je nach Befund wird eine arthroskopische Meniskusteilresektion (sog. partielle Meniskektomie) oder eine Meniskusrefixation (Annähen des Meniskus bei basisnahen Meniskusabrissen) durchgeführt.
Meniskus *(Meniscus, Meniscus articularis):* sichel- oder scheibenförmige Zwischenknorpel aus Faserknorpel, der im Kniegelenk vorkommt.

4 Erkrankungen des Nervensystems

4.1 Schlaganfall

Der **Schlaganfall** *(Apoplex, Gehirnschlag, zerebraler Insult)* ist eine sehr häufige Erkrankung. Dabei kommt es zu einem plötzlichen Ausfall von Hirnfunktionen aufgrund einer Durchblutungsstörung des Gehirns oder einer Blutung in das Gehirn. Bei Schlaganfallverdacht ist eine möglichst schnelle bildgebende Diagnostik angezeigt, überwiegend mittels CT, in größeren Zentren auch mittels MRT. Meist kann man den zugrunde liegenden Gefäßverschluss durch CT- oder MR-Angiografie nachweisen. Die Alternative ist die Doppler- und Duplexuntersuchung der hirnversorgenden Arterien.

Füllen Sie die linke Spalte der Tabelle aus.

Arterie	Neurologische Ausfälle
	Drop-attacks (plötzliches Hinfallen)
	Hemiparese/Hemiplegie, beinbetont
	Wallenberg-Syndrom (Drehschwindel, Sensibilitätsstörungen)
	Hemiparese/Hemiplegie, armbetont
	Halbseitiger Gesichtsfeldausfall

Tab. 4.1 Neurologische Ausfälle in Anhängigkeit von der betroffenen Arterie.

Arterie	Neurologische Ausfälle
Arteria basilaris	Drop-attacks (plötzliches Hinfallen)
Arteria cerebri anterior	Hemiparese/Hemiplegie, beinbetont
Arteria cerebelli inferior posterior	Wallenberg Syndrom (Drehschwindel, Sensibilitätsstörungen)
Arteria cerebri media	Hemiparese/Hemiplegie, armbetont
Arteria cerebri posterior	Halbseitiger Gesichtsfeldausfall

Tab. 4.1 Neurologische Ausfälle in Anhängigkeit von der betroffenen Arterie.

Ergänzung

Risikofaktoren: Alkoholabusus, Diabetes mellitus (→ K128), Fettstoffwechselstörungen (→ K116), Hypertonie, Nikotinabusus, Ovulationshemmer (Pille) und Migräne vor der Menopause. Der wichtigste Risikofaktor für einen Schlaganfall durch Gehirnblutung ist die arterielle Hypertonie (→ K12).
Zerebrovaskuläre Insuffizienz: Sammelbegriff für alle Verlaufsformen von Durchblutungsstörungen (Ischämien) des Gehirns: *Transitorische ischämische Attacke* (TIA, Rückbildung der neurologischen Ausfälle innerhalb von 24 h), *prolongiertes reversibles ischämisches neurologisches Defizit* (PRIND, Rückbildung der neurologischen Symptome › 24 h).

4 Erkrankungen des Nervensystems

4.2 Subarachnoidalblutung

Typisch für die **Subarachnoidalblutung** *(Haematoma subarachnoidale, SAB)* ist eine akute Blutung in den Subarachnoidalraum zwischen Spinnwebenhaut *(Arachnoidea)* und weicher Hirnhaut *(Pia mater)*.
Patienten mit Subarachnoidalblutung bedürfen in der Akutphase der Intensivpflege. Die Behandlung soll Komplikationen vorbeugen. Zu den häufigsten Komplikationen zählen Gefäßengstellung im Gehirn bis zum Gefäßverschluss *(Vasospasmus)*, Hydrozephalus *(Behinderung des Liquorabflusses durch Blut)*, Hyponatriämie, Nachblutung und Risiko eines zusätzlichen ischämischen Schlaganfalls.

Nennen Sie mindestens sechs Symptome der Subarachnoidalblutung.

4.2 Subarachnoidalblutung

Symptome:

1. Schlagartig einsetzende schwere Kopfschmerzen
2. Anfänglich Bewusstseinstrübung, nach Stunden oder Tagen, gelegentlich auch sofort (bei ⅔ aller Patienten)
3. Bewusstlosigkeit (bedingt durch zunehmenden Hirndruck)
4. Meningismus (typisch bei Reizung der Hirnhäute), kann beim Bewusstlosen fehlen
5. Hirnnervenstörungen
6. Arterielle Hyper- und Hypotonie
7. Bradykardie (Herzfrequenz liegt bei Erwachsenen unter 60 Schlägen/Min.)
8. Kurzzeitiges Doppelsehen (Warnsymptom)
9. Photophobie (Lichtscheu aufgrund von Blendungsempfindlichkeit)
10. Tachykardie (Herzfrequenz liegt bei Erwachsenen über 100 Schlägen/Min.)
11. Übelkeit und Erbrechen

Ergänzung

Krankheitsentstehung: Häufigste Ursache einer SAB ist neben dem Schädel-Hirn-Trauma (→ K63) die Ruptur eines **zerebralen Aneurysmas** (anlagebedingte Gefäßwandschwäche, meist im Bereich der Hirnbasis, führt zur Gefäßaussackung, die spontan oder bei Blutdruckerhöhung rupturiert).

4 Erkrankungen des Nervensystems

4.3 Epiduralblutung

Die **Epiduralblutung** *(epidurales Hämatom)* ist meist Folge des Zerrreißens einer Hirnhautarterie *(Meningealarterie*, meist Arteria meningea media) bei Schädelfraktur. Bei den Betroffenen kommt es zur Blutansammlung im Epiduralraum.

Vervollständigen Sie die folgende Textpassage mit den unten stehenden Begriffen.

Unmittelbar nach einer_____ sind die Betroffenen durch die direkte _____ für kurze Zeit oder gar nicht _____. Es folgt ein _____ von _____, in dem die Patienten bei _____ und _____ sind. Danach trüben die Betroffenen durch das progrediente _____ zunehmend ein.

ansprechbar, bewusstlos, Bewusstsein, symptomfreies Intervall, Gehirnschädigung, Hämatom, wenigen Stunden, Schädelverletzung

4.3 Epiduralblutung

Unmittelbar nach einer Schädelverletzung sind die Betroffenen durch die direkte Gehirnschädigung für kurze Zeit oder gar nicht bewusstlos. Es folgt ein symptomfreies Intervall von wenigen Stunden, in dem die Patienten bei Bewusstsein und ansprechbar sind. Danach trüben die Betroffenen durch das progrediente Hämatom zunehmend ein.

Ergänzung

Klinisch zeigt sich häufig eine Pupillendifferenz, eine **Anisokorie** mit zunehmender Bewusstseinseintrübung. Die Diagnose wird durch eine Computertomografie gesichert. Neben einer Hirndrucksenkung ist eine schnelle Druckentlastung durch eine Trepanation für die Prognose von Bedeutung; nach Einklemmung des Hirnstammes am Foramen occipitale (Hinterhauptloch) durch steigenden Hirndruck ist eine Intervention zu spät.
Prognose: Bei schneller Druckentlastung ist die Prognose gut, nach Einklemmung des Hirnstammes dagegen schlecht.
Epiduralraum *(Cavitas epiduralis, Spatium epidurale):* Raum zwischen der bindegewebigen Auskleidung des Wirbelkanals und der Dura mater spinalis, der äußeren der drei Rückenmarkshäute. Im Bereich des Hirnschädels befindet sich der Epiduralraum zwischen Schädelkalotte und der Dura mater.
Hämatom: Bluterguss.

4 Erkrankungen des Nervensystems

4.4 Epilepsie

Bei **Epilepsien** *(Krampfleiden, zerebrales oder hirnorganisches Anfallsleiden)* wirken exogene (z. B. Schlafentzug, Alkohol, Verletzungen) und endogene Faktoren (z. B. erbliche Veranlagung) zusammen. Die Diagnostik erfolgt mittels EEG (*Elektroenzephalografie*). Das EEG kann auch Hinweise auf den Ursprungsort der epileptischen Aktivität im Gehirn geben.

Füllen Sie die rechte Spalte der Tabelle aus.

Anfallsform	Klinisches Bild
Absenzen (Absencen)	
Fokal (partiell) motorische Anfälle	
Grand-Mal-Epilepsie	
Jackson-Epilepsie	
Psychomotorische Epilepsie	

Tab. 4.2 Generalisierte und fokale Anfälle.

Anfallsform	Klinisches Bild
Absenzen (Absencen)	Kurz dauernde Bewusstseinsstörung ohne Ohnmacht mit Reklination (Zurückbeugen) des Kopfes und Mundbewegungen
Fokal (partiell) motorische Anfälle	Zuckungen und Parästhesien in der von dem betroffenen Hirnbezirk versorgten Körperregion
Grand-Mal-Epilepsie	Klassische Form der Epilepsie, bei der der Patient mit einem Schrei bewusstlos zu Boden stürzt. Es folgen klonische Zuckungen
Jackson-Epilepsie	Ausbreitung von Zuckungen oder Missempfindungen von distal nach proximal auf die benachbarten Körperregionen
Psychomotorische Epilepsie	Nach sehr unterschiedlicher Aura kommt es zu einer Bewusstseinstrübung

Tab. 4.2 Generalisierte und fokale Anfälle.

Ergänzung

Epilepsie wird auch als „Fallsucht“ bezeichnet. Beim Grand-Mal-Anfall kommt es unvermittelt zu einem tonisch-klonischen Krampfanfall, bei dem der Patient hinstürzt. Der Anfall dauert meist wenige Minuten, es kommt zu Bewusstseinsverlust, klonischen *(ruckartigen)* Zuckungen, Blutdruckabfall, Schaum vor dem Mund (häufig blutig bei Zungenbiss), Einnässen, weiten Pupillen.

4 Erkrankungen des Nervensystems

4.5 Meningitis

Als **Meningitis** *(Hirnhautentzündung)* wird eine Infektion der Hirn- und/oder Rückenmarkshäute *(Meningen)* bezeichnet. Je nach Erreger ist sie vielfach lebensbedrohlich. Bei Verdacht auf Meningitis sind Blut- und Liquoruntersuchung sowie CT und MRT die wichtigsten technischen Untersuchungen.

Erläutern Sie anhand der Abbildung die klinischen Meningitiszeichen.

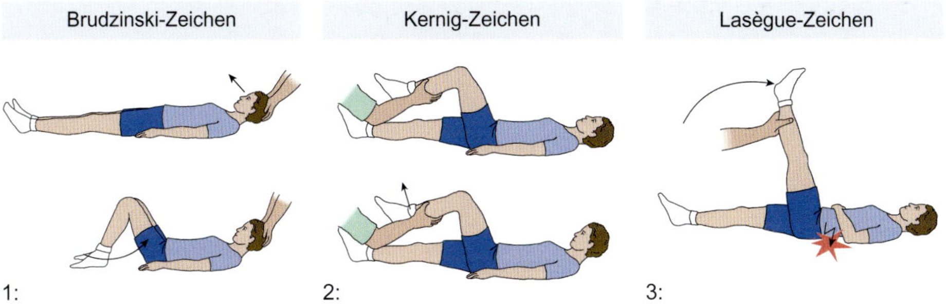

Abb. 4.1 Klinische Meningitiszeichen. [L190]

4.5 Meningitis

Klinische Untersuchungen bei Verdacht auf Meningitis:

1. **Positiver Brudzinski:** passive Kopfbewegung nach vorn führt zum reflektorischen Anziehen der Beine.
2. **Positiver Kernig:** Beim Strecken der Hüft- und Kniegelenke aus der 90°-Stellung kommt es zu starken Schmerzen, die nach oben ziehen und zu Nackensteifigkeit führen.
3. **Positiver Lasègue:** Patient liegt flach, Anheben des gestreckten Beins führt zu starken Rückenschmerzen (auch bei Bandscheibenvorfall und Ischialgie). Die Schmerzen können ein Hinweis auf Reizung der Hirnhäute sein.

Ergänzung

Eitrige Hirnhautentzündung *(Meningitis purulenta)*: bakterielle Entzündung der Hirnhäute mit Eiteransammlung im Subarachnoidalraum.
Klinisches Bild: Bewusstseinsveränderungen bis zum Koma, epileptische Anfälle, Geräuschüberempfindlichkeit, Hirnnervenausfälle, hohes Fieber, Lichtempfindlichkeit, Nackensteife und Nackenschmerzen, Übelkeit und Erbrechen, starke Kopfschmerzen.
Pathogenese: Die häufigsten Erreger einer Meningitis sind Bakterien (bei Erwachsenen Pneumokokken und Meningokokken, bei Kleinkindern hauptsächlich Meningokokken, Hämophilus influenzae, Typ B) und Viren (z. B. Herpes-simplex-Viren, Mumpsviren, FSME-Viren).

4 Erkrankungen des Nervensystems

4.6 Enzephalitis

Eine **Enzephalitis** *(Gehirnentzündung)* ist eine lebensbedrohliche Erkrankung und kann durch die gleichen Erreger verursacht werden wie die Meningitis (→ K51). An erster Stelle stehen allerdings die Viren. Häufig sind bei der Enzephalitis gleichzeitig die Meningen entzündet *(Meningoenzephalitis)*. Bei Verdacht auf Enzephalitis sind Blut- und Liquoruntersuchung sowie CT und MRT die wichtigsten technischen Untersuchungen.

Nennen und erläutern Sie zwei Sonderformen der Enzephalitis.

4.6 Enzephalitis

Sonderformen:

1. **Embolische Herdenzephalitis:** Folge vieler kleiner septischer Embolien (Sepsis = Blutvergiftung) im Gehirn, z. B. bei bakterieller Herzklappenentzündung. Nach Schüttelfrost und Temperaturanstieg treten Kopfschmerzen und Störungen der Vigilanz *(Wachheit)* auf.
2. **Parainfektiöse Enzephalitis:** während oder kurz nach Virusinfektionen, die nach heutigem Kenntnisstand durch immunologische Reaktionen des Körpers auf das Virus bedingt ist. Die meisten Ursachen sind Masern, Röteln, Windpocken und Tollwutimpfung.

Ergänzung

Definition der Enzephalitis: Entzündung der grauen und weißen Substanz des Gehirns, ggf. mit Beteiligung der Hirnhäute (Panenzephalitis) unterschiedlicher Ätiologie. Einteilung in bakterielle, virale, mykotische und reaktive Enzephalitiden.
Bickerstaff-Enzephalitis *(benigne postinfektiöse Hirnstammenzephalitis):* Hierbei handelt es sich um eine Enzephalitis, die nach einem Stadium mit untypischen Symptomen (z. B. Kopfschmerzen) über 2–3 Wochen zu Lähmungen der Hirnnerven (z. B. Wahrnehmen von Doppelbildern) und zur Bewusstseinstrübung führt.
Klinisches Bild der Enzephalitis: Bewusstseinsveränderungen bis zur Bewusstlosigkeit, neurologische Ausfälle (z. B. Lähmungen), psychische Veränderungen (z. B. Verwirrtheit).

4 Erkrankungen des Nervensystems

4.7 Multiple Sklerose (MS)

Die **multiple Sklerose** (auch *Encephalomyelitis disseminata, ED)* ist eine ätiologisch ungeklärte, chronisch-entzündliche ZNS-Erkrankung, die zur herdförmigen Zerstörung der Markscheiden der weißen Substanz im ZNS *(Entmarkungsreaktion, Demyelinisierung)* führt.
Für die MS-Diagnostik zwingend notwendig sind eine MRT von Gehirn und Rückenmark sowie eine Liquoruntersuchung.

Erläutern Sie die Krankheitsentstehung (Pathogenese) der Encephalomyelitis disseminata.

4.7 Multiple Sklerose (MS)

Krankheitsentstehung (Pathogenese):

Ursächlich diskutiert werden autoimmunologische Prozesse, wobei eine Aktivierung von gegen die Markscheidenoberfläche gerichteten T-Lymphozyten (Gruppe der Leukozyten) am Anfang der Erkrankung stehen soll. Fest steht, dass sowohl die erbliche Veranlagung (z. B. familiäre Häufung) als auch Umweltfaktoren (z. B. Virusinfektionen) eine Rolle spielen.
Überall in der weißen Substanz des ZNS kommt es zu herdförmigen Entzündungen mit nachfolgender Zerstörung der Markscheiden (Entmarkung, Demyelinisation) und Narbenbildung.

Ergänzung

Definition: schubförmig oder chronisch progredient verlaufende Entmarkungskrankheit von Gehirn und Rückenmark unklarer Genese.
Klinisches Bild: Augensymptome (z. B. Augenmuskellähmungen mit Wahrnehmung von Doppelbildern infolge Stammhirnbeteiligung, Sehnervenentzündungen), Blasen-Darm-Störungen durch Rückenmarksbeteiligung, Gesichtsschmerzen (z. B. Trigeminusneuralgie), Kleinhirnsymptome (z. B. Sprechstörungen, gestörter Bewegungsablauf „zerebellare Ataxie“, Intentionstremor), motorische Störungen (z. B. spastische Lähmung der Beine), psychische Störungen (z. B. depressive Verstimmungen) und Sensibilitätsstörungen (z. B. Missempfindungen, verminderte Berührungs- und Schmerzempfindlichkeit), Lhermitte-Zeichen (beim Kopfbeugen spürt der Patient einen Stromstoß entlang der Wirbelsäule).

4 Erkrankungen des Nervensystems

4.8 Creutzfeldt-Jakob-Krankheit

Die **Creutzfeldt-Jakob-Krankheit** *(CJK)* ist die häufigste **spongiforme** *(schwammartige)* **Enzephalopathie.** Sie befällt weltweit einen von einer Million Menschen.

Ergänzen Sie die folgende Textpassage mit den unten stehenden Begriffen.

_____ sind seltene _____, die unter dem Bild zunehmender _____ und _____ unaufhaltsam zum _____ führen. Bei der Creutzfeldt-Jakob-Krankheit klagen die Betroffenen zu Beginn über räumliche _____ und _____. Im _____ treten Ataxie, Spastik und _____ hinzu. Die Betroffenen sind bettlägerig und _____. Das _____ der _____ weist typische _____ auf.

Bewegungsstörungen, Spätstadium, fortschreitenden geistigen Abbaus, Gehirn, kachektisch, Löcher, Orientierungsstörungen, Rigor, Schlafstörungen, spongiforme Enzephalopathien, Tode, Verstorbenen, ZNS-Erkrankungen

4.8 Creutzfeldt-Jakob-Krankheit

Spongiforme Enzephalopathien sind seltene ZNS-Erkrankungen, die unter dem Bild zunehmender Bewegungsstörungen und fortschreitenden geistigen Abbaus unaufhaltsam zum Tode führen. Bei der Creutzfeldt-Jakob-Krankheit klagen die Betroffenen zu Beginn über räumliche Orientierungsstörungen und Schlafstörungen. Im Spätstadium treten Ataxie, Spastik und Rigor hinzu. Die Betroffenen sind bettlägerig und kachektisch. Das Gehirn der Verstorbenen weist typische Löcher auf.

Ergänzung

Neue Variante der CJK (nvCJK): Höchstwahrscheinlich handelt es sich bei nvCJK um die menschliche Form von BSE (*bovine spongiforme Enzephalopathie,* bekannt als Rinderwahnsinn), der zurzeit wohl bekanntesten spongiformen Enzephalopathie im Tierreich. Als ursächlich werden Prionen (proteinartiges infektiöses Agens ohne Nukleinsäure) angesehen.
Prionen *(proteinacous infectious agents):* Eiweiße (Proteine) oder eiweißähnliche Strukturen, die sich von ihren normalen Verwandten im Körper durch ihre räumliche Struktur unterscheiden und daher als fehlgefaltete Proteine bezeichnet werden.
Enzephalopathie: Sammelbezeichnung für nichtinfektiöse Erkrankungen oder Schädigungen des Gehirns. Die klinische Symptomatik ist vielfältig.

4 Erkrankungen des Nervensystems

4.9 Morbus Parkinson

Beim **Morbus Parkinson** *(idiopathisches Parkinson-Syndrom, Paralysis agitans, Schüttellähmung)* kommt es zu einem Ungleichgewicht verschiedener Neurotransmitter im Gehirn, u. a. zu einem Untergang dopaminproduzierender Zellen der Substantia nigra *(schwarze Substanz)* im Mittelhirn *(Mesencephalon)*. Die Ursache ist unbekannt. Die Parkinson-Diagnostik erfolgt durch eine einmalige MRT mit Nachweis der typischen Symptome.

Beschriften Sie die nebenstehende Abbildung.

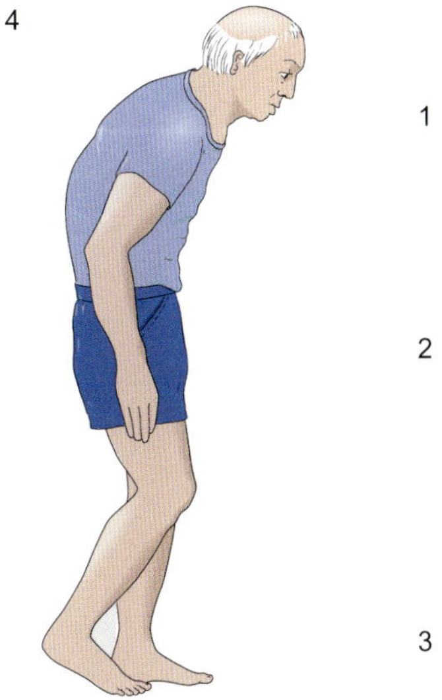

Abb. 4.2 Charakteristische Körperhaltung beim Morbus Parkinson. [L190]

4.9 Morbus Parkinson

1. **Maskenhaftes Gesicht:** Maskengesicht, Bewegungsarmut mit reduzierter Mimik
2. **Fehlen der normalen Mitbewegungen der Arme** beim Gehen
3. **Schlurfender Gang:** kleinschrittiger Gang, Patient trippelt
4. **Gebeugte Haltung:** Betroffene gehen gebückt mit leicht gebeugten Armen und Beinen

Ergänzung

Definition: degenerative Erkrankung des Zentralnervensystems mit den Leitsymptomen Akinese, Rigor und Tremor (Ruhetremor). Das Krankheitsbild des M. Parkinson manifestiert sich in der Mehrzahl der Fälle im 5.–6. Lebensjahrzehnt.
Klinisches Bild: Hypo- oder Akinese (allgemeine Bewegungsarmut mit starrer Mimik, Fehlen der normalen Mitbewegungen, kleinschrittiger Gang, Mikrografie und leise, monotone Stimme), Rigor (erhöhter Muskeltonus, bleibt während der ganzen Bewegung gleich) und Tremor (typisch ist ein grobschlägiger, relativ langsamer Ruhetremor der Hände, der Münzenzählertremor). Weitere Zeichen der Erkrankung sind vegetative Störungen (z. B. abnorme Talgsekretion) sowie psychische Veränderungen (z. B. Stimmungsschwankungen, Überempfindlichkeit und Gereiztheit).
Akinetische Krise: lebensgefährliche Komplikation der Parkinson-Krankheit (z. B. nach plötzlichem Absetzen von Antiparkinsonmitteln) mit erheblicher Zunahme der Akinese und des Rigors, sodass die Betroffenen sich nicht mehr bewegen können.

4 Erkrankungen des Nervensystems

4.10 Chorea Huntington

Die **Chorea Huntington** *(Huntington-Syndrom, M. Huntington, Veitstanz, HC)* ist eine vererbte Erkrankung mit chronisch fortschreitendem Verlauf, die mit typischen extrapyramidalen Bewegungsstörungen (z. B. Hyperkinesen) einhergeht.

Vervollständigen Sie die folgende Textpassage mit den unten stehenden Begriffen.

Die _____ wird _____ vererbt, wobei die _____ auf dem _____ des _____ liegt. Die Erkrankung manifestiert sich meist im _____. _____ sind häufig _____ mit _____ und Enthemmung. Im Laufe weniger Jahre bildet sich das _____ der Erkrankung aus mit _____ und _____.

autosomal-dominant, Bewegungsstörungen, Chorea Huntington, Chromosoms 4, Demenz, Erstsymptome, kurzen Arm, mittleren Erwachsenenalter, Reizbarkeit, Veränderung, Vollbild, Wesensänderungen

4.10 Chorea Huntington

Die Chorea Huntington wird autosomal-dominant vererbt, wobei die Veränderung auf dem kurzen Arm des Chromosoms 4 liegt. Die Erkrankung manifestiert sich meist im mittleren Erwachsenenalter. Erstsymptome sind häufig Wesensänderungen mit Reizbarkeit und Enthemmung. Im Laufe weniger Jahre bildet sich das Vollbild der Erkrankung aus mit Bewegungsstörungen und Demenz.

Ergänzung

Teile der Großhirnrinde, des Streifenkörpers *(Striatum)* und des Nucleus caudatus im Gehirn sind von dieser Erkrankung betroffen. Ausgelöst wird der Schwund durch ein anomales Protein, das Huntingtin, das sich in den Nervenzellen ansammelt und schließlich zum Zelluntergang führt. Das Striatum, als zentrale Einheit des extrapyramidal-motorischen Systems (EPS) verliert den dämpfenden Einfluss auf die motorische Aktivität. So erklären sich die unfreiwilligen Bewegungen der Betroffenen.

Hyperkinese: Pathologische Steigerung der Motorik bedingt durch physische und psychische Ursachen.

Extrapyramidales System: Bezeichnung für motorische Kerngebiete (Nervenzellanhäufungen) des Großhirns und tiefer gelegener Strukturen mit den dazugehörigen Bahnen.

4 Erkrankungen des Nervensystems

4.11 Amyotrophe Lateralsklerose (ALS)

Bei der **amyotrophen Lateralsklerose** *(myatrophische Lateralsklerose)* handelt es sich um eine ätiologisch ungeklärte Erkrankung mit fortschreitender Degeneration des ersten und zweiten motorischen Neurons. Die Erkrankung betrifft Männer häufiger als Frauen.

Ergänzen Sie die folgende Textpassage mit den unten stehenden Begriffen.

Die _____ bemerken meist als erstes eine _____ oder es fällt ihnen ein _____ vor allem der _____ auf. Innerhalb von wenigen Jahren entwickelt sich das _____ der _____ mit _____ und _____. Durch _____ kommt es zu _____ sowie _____. Es treten keine _____ oder Sensibilitätsstörungen auf.

asymmetrische Muskelschwäche, Betroffenen, Erkrankung, Hände, Hirnstammbeteiligung, Muskelatrophien, Muskelschwund, Schluck- und Atemstörungen, spastischen Lähmungen, verwaschener Sprache, Vollbild, Schmerzen

4.11 Amyotrophe Lateralsklerose (ALS)

Die Betroffenen bemerken meist als erstes eine asymmetrische Muskelschwäche oder es fällt ihnen ein Muskelschwund vor allem der Hände auf. Innerhalb von wenigen Jahren entwickelt sich das Vollbild der Erkrankung mit spastischen Lähmungen und Muskelatrophien. Durch Hirnstammbeteiligung kommt es zu verwaschener Sprache sowie Schluck- und Atemstörungen. Es treten keine Schmerzen oder Sensibilitätsstörungen auf.

Ergänzung

Das 1. Motoneuron bezeichnet bei der Pyramidenbahn (*Tractus corticospinalis*, Hauptbahn der Willkürmotorik) die Gesamtheit der absteigenden Bahnen von der Großhirnrinde bis zur motorischen Vorderhornzelle. Das 2. Motoneuron ist die motorische Vorderhornzelle (alpha-Motoneuron) mit dem peripheren Nerven bis zur motorischen Endplatte am Muskel.
Muskelatrophie *(Muskelschwund):* Rückbildung des Muskelgewebes infolge von Muskel- oder Nervenkrankheiten, Inaktivität.
Spastik: Form der Muskelhypertonie *(Tonuserhöhung der Muskulatur),* die durch Läsion des Gehirns oder Rückenmarks hervorgerufen wird.

PFLEGEHINWEISE

Die Erkrankung ist nicht heilbar. Pflegende unterstützen im therapeutischen Team den Patienten bei allen Lebensaktivitäten.

4 Erkrankungen des Nervensystems

4.12 Polyneuropathie

Bei der **Polyneuropathie (PNP)** handelt es sich um eine nicht verletzungsbedingte Erkrankung mit möglicher Beeinträchtigung sensibler, motorischer und vegetativer Nerven. Diagnostisch erfolgen elektrophysiologische Untersuchungen (beispielsweise Elektroneurografie und Elektromyografie) sowie Blutuntersuchungen.

Nennen Sie mindestens vier Formen und mögliche Ursachen einer Polyneuropathie.

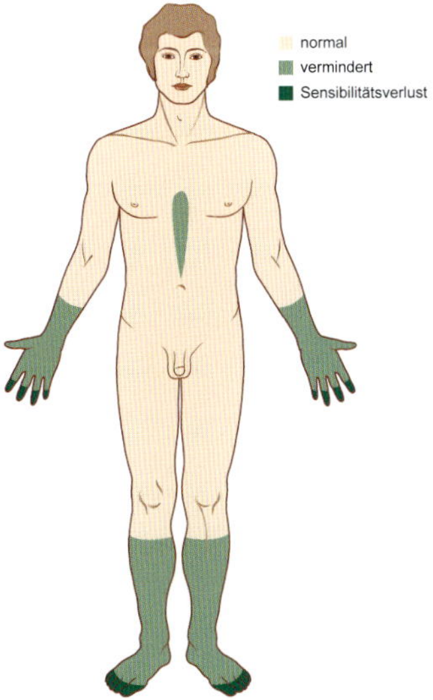

Abb. 4.3 Betroffene Gebiete bei einer distal-symmetrischen Polyneuropathie.
(Die Abbildung dient der Veranschaulichung von Arealen mit normaler Sensibilität, verminderter Sensibilität und Sensibilitätsverlust.) [L126]

4.12 Polyneuropathie

Formen der Polyneuropathie:

1. **Idiopathische Polyneuropathie:** Ursache ungeklärt
2. **Entzündliche Polyneuropathie,** z. B. bei HIV-Infektion (→K157), Guillan-Barré-Syndrom (autoimmun bedingte Entzündung der peripheren Nerven und der Nervenwurzeln)
3. **Paraneoplastische Polyneuropathie bei Malignom,** z. B. beim Bronchialkarzinom (→K74)
4. **Polyneuropathie bei Fehlernährung oder Malabsorption,** z. B. durch Vitamin-B_1-Mangel, Vitamin-B_{12}-Mangel, Folsäuremangel
5. **Polyneuropathie bei Stoffwechselstörungen,** z. B. bei Diabetes mellitus (→K128), Niereninsuffizienz (→K135, →K136)
6. **Toxische Polyneuropathie,** z. B. durch Alkohol, Arzneimittel (Zytostatika) oder Blei

Ergänzung

Klinisches Bild: Parästhesien (nicht schmerzhafte Missempfindungen), Sensibilitätsstörungen, Schmerzen, Koordinationsstörungen (z. B. Ataxie/„gestörter Bewegungsablauf"), periphere schlaffe Lähmungen mit Muskelatrophie und fehlenden Reflexen, Blutdruckregulationsstörungen, Magen-, Blasen- und Darmentleerungsstörungen, trophische Hautveränderungen bis zum Ulkus und verminderte Schweißsekretion.
Neuropathie: Bezeichnung für periphere Nervenkrankheiten.
Zytostatika: Arzneimittel, welche Tumorzellen irreversibel schädigen oder zerstören.

4 Erkrankungen des Nervensystems

4.13 Poliomyelitis

Erreger der **Poliomyelitis** *(Polio, epidemische spinale Kinderlähmung)* sind die Poliomyelitis-Viren Typ I–III, welche die graue Substanz des Rückenmarks, v. a. die motorischen Vorderhornzellen, schädigen.

Definieren Sie das Krankheitsbild Poliomyelitis.

4.13 Poliomyelitis

Definition:

Die Poliomyelitis ist eine akute virale Infektionskrankheit durch die Poliomyelitis-Viren, die bei einem geringen Teil der Infizierten zu schweren Lähmungen führt. Schätzungsweise 95 % der Betroffenen merken nichts von der Infektion. Weitere 5 % bekommen lediglich unspezifische Beschwerden unterschiedlicher Ausprägung. Die Erreger werden fäkal-oral, meist durch eine Schmierinfektion, übertragen.

Ergänzung

Klinisches Bild: Das Virus vermehrt sich im Darm, bereitet sich auf dem Blut- und Lymphweg aus und befällt bei einem geringen Teil der Betroffenen das ZNS. Etwa 1 % der Infizierten entwickelt die schwere und gefürchtete paralytische Verlaufsform. Oft kommt es in wenigen Stunden zu Muskelschmerzen, Meningismus und asymmetrischen Lähmungen. Sensibilitätsstörungen treten nicht auf. Lebensbedrohlich sind rasch aufsteigende Lähmungen mit Beteiligung der Atemmuskulatur.
Prävention: Seit 1998 erfolgt die Impfung gegen Poliomyelitis mit einem Totimpfstoff, der nicht mehr geschluckt, sondern i. m. gespritzt wird. Es besteht eine nahezu vollständige Immunisierung gegen dieses ubiquitäre Virus.

4 Erkrankungen des zentralen Nervensystems

4.14 Trigeminusneuralgie

Bei der **Trigeminusneuralgie** *(Neuralgia trigeminalis)* handelt es sich um eine Schmerzerkrankung im Versorgungsgebiet des V. Hirnnerven *(Nervus trigeminus)*, die in der Regel Menschen über 50 Jahre betrifft.

Erläutern Sie die Pathogenese (Krankheitsentstehung) der Trigeminusneuralgie.

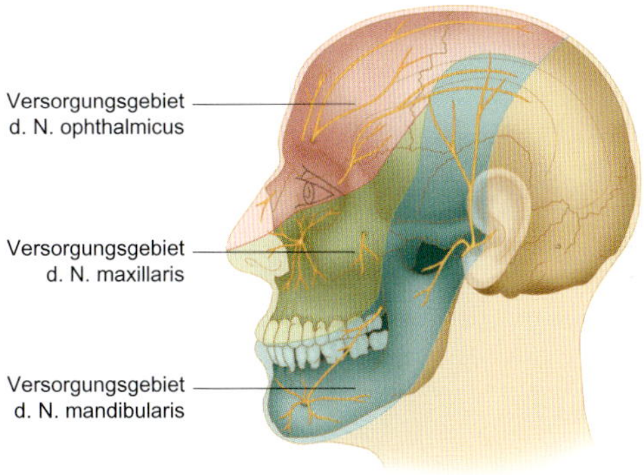

Abb. 4.4 Die drei Äste des Trigeminus-Nervs. [G961]

4.14 Trigeminusneuralgie

Pathogenese der Trigeminusneuralgie:

Man vermutet, dass die **idiopathische** *(ursächlich ungeklärte)* **Trigeminusneuralgie** Folge einer hirnstammnahen Kompression der sensiblen Trigeminusäste durch ein Gefäß ist oder eine Verbindung (Kurzschluss) zwischen den Nervenbahnen für taktile Reize und denen für Schmerzreize vorliegt. Trigeminusschmerzen infolge von Entzündungen, multipler Sklerose (→ K53) oder Tumoren werden als **symptomatische Trigeminusneuralgie** bezeichnet.

Ergänzung

Anatomie: Der N. trigeminus ist der V. Hirnnerv und hat drei Hauptäste: N. ophthalmicus, N. maxillaris und N. mandibularis. Er hat neben der sensiblen Innervation des Gesichtes auch motorische Funktionen mit der Versorgung der Kaumuskulatur.
Neuralgie: Schmerzen durch Erkrankung oder Schädigung eines Nervs.
Symptomatik: Die Betroffenen leiden unter blitzartig einschießenden Schmerzen, ausgelöst durch bestimmte Bewegungen wie Kauen oder Sprechen, aber auch Berührung bestimmter Gesichtspartien. Die Schmerzattacken treten in Serie und einseitig auf und dauern nur wenige Sekunden an. Warnzeichen für eine symptomatische Trigeminusneuralgie sind ein veränderter Schmerzcharakter (z. B. Dauerschmerz) und neurologische Auffälligkeiten (z. B. Sehminderung oder Sensibilitätsstörungen).

4 Erkrankungen des zentralen Nervensystems

4.15 Periphere Fazialisparese

Typisch für die **periphere Fazialisparese** *(Gesichtslähmung, Fazialislähmung)* ist eine schlaffe Lähmung der vom VII. Hirnnerven *(Nervus facialis)* versorgten Muskeln einer Gesichtshälfte durch Schädigung des N. facialis. Die Diagnose erfolgt klinisch. Zu Erfassung erfolgen meist Blutuntersuchungen. Zusätzlich können eine Liquoruntersuchung und eine MRT sinnvoll sein.

Beschreiben Sie anhand der Abbildung das klinische Bild der peripheren Fazialisparese.

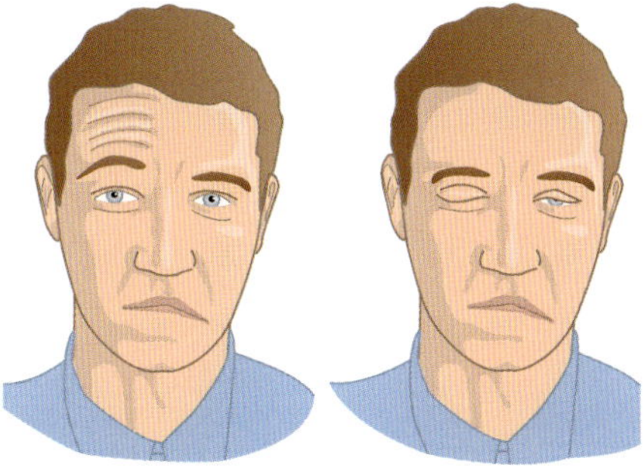

Abb. 4.5 Linksseitige periphere Fazialislähmung. [L138]

4.15 Periphere Fazialisparese

Mit ca. 75 % aller Fälle häufigste Form der peripheren Fazialisparese ist die idiopathische periphere Fazialisparese. Ursächlich vermutet man eine virale oder parainfektiöse Entzündung des peripheren Nervus facialis (Fazialis, Gesichtsnerv).
Der N. facialis ist der VII. Hirnnerv; er hat neben der Innervation der mimischen Muskulatur noch die sensorische Funktion des Geschmacks. Innerhalb von Stunden kommt es zu einer halbseitigen Lähmung der Gesichtsmuskulatur. Die Betroffenen haben – je nach Lokalisation der Schädigung – Geschmacksverlust, Störung der Tränen- und Speichelsekretion, Hyperakusis (Töne werden als zu laut wahrgenommen) und Gesichtslähmung mit fehlendem Lidschluss *(Lagophthalmus)*. Ferner ist Stirnrunzeln nur noch einseitig möglich, der Mundwinkel hängt und die Nasolabialfalte ist verstrichen.

PFLEGEHINWEISE

Je nach Ausprägung der Fazialisparese ist es notwendig, regelmäßig eine Augensalbe zu verabreichen, ggf. nachts einen Uhrglasverband anzulegen und zur Reinigung eine hygienische Augenpflege mit sterilen Pflaumentupfern und 0,9-prozentiger NaCl-Lösung durchzuführen.
Zur Stimulierung der betroffenen Seite werden verschiedenen Methoden, wie z. B. Bewegungsübungen, durchgeführt.

4 Erkrankungen des Nervensystems

4.16 Migräne

Die **Migräne** *(Hemikranie)* ist eine Kopfschmerzerkrankung mit periodisch rezidivierenden, meist halbseitig auftretenden Kopfschmerzanfällen und vegetativen Symptomen. Die Dauer der Kopfschmerzen beträgt Stunden bis Tage. Die Ursache der Migräne ist unklar. Eine erblich bedingte Veranlagung spielt bei der Entstehung eine Rolle. Frauen sind häufiger betroffen als Männer. Erstmanifestation oft um das 20. Lebensjahr.

Nennen und erläutern Sie die Phasen der Migräne.

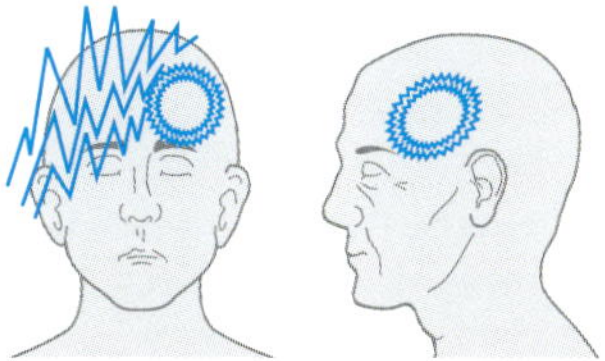

Abb. 4.6 Der Schmerz bei der Migräne. [L106]

4.16 Migräne

Phasen der Migräne:

1. **Vasokonstriktion** *(Gefäßverengung)* zerebraler Arterien mit eventuell neurologischen Funktionsstörungen
2. **Vasodilatation** *(Gefäßerweiterung)* zerebraler Arterien mit dem typischen Halbseitenkopfschmerz
3. **Lokales Ödem** *(Flüssigkeitsansammlung im Interzellularraum)* um die Gefäße herum mit Dauerkopfschmerz

Ergänzung

Auslösefaktoren: Häufigste Auslöser sind der Genuss von Alkohol (z. B. Rotwein), Käse oder Schokolade, Lärm, Flackerlicht, Stress und Störungen des Schlaf-Wach-Rhythmus, Menstruationszyklus, Wetterwechsel.
Einfache Migräne (Migräne ohne Aura): Es bestehen lediglich vegetative Begleitsymptome, z. B. Übelkeit und Erbrechen sowie Licht- und Geräuschüberempfindlichkeit.
Klassische Migräne (Migräne mit Aura): Zusätzlich vor dem Kopfschmerz kurzzeitige, reversible, neurologische Funktionsstörungen, z. B. Seh- oder Sensibilitätsstörungen, Lähmungen (selten).
Migräneassoziierter Infarkt (migränebedingter Schlaganfall): Schlaganfall bei Patienten (meist Frauen), die an einer Migräne mit Aura leiden (Unterbrechung der Blutzufuhr infolge einer Verengung eines Hirngefäßes).

4 Erkrankungen des Nervensystems

4.17 Schädel-Hirn-Trauma

Das **Schädel-Hirn-Trauma (SHT)** ist eine Sammelbezeichnung für alle Schädelverletzungen mit Gehirnbeteiligung. Hauptursache sind Verkehrsunfälle. Diagnostisch ist immer eine CT oder MRT des Schädels nötig.

Füllen Sie die rechte Spalte der Tabelle aus.

Einteilung	Definition
Commotio cerebri (SHT 1. Grades)	
Contusio cerebri (SHT 2. Grades)	
Compressio cerebri (SHT 3. Grades)	

Tab. 4.3 Einteilung der Schädel-Hirn-Traumen.

Einteilung	Definition
Commotio cerebri (SHT 1. Grades)	Gehirnerschütterung ohne morphologische Gehirnschädigung (Bewusstlosigkeit ≤ 5 Min.; Rückbildung aller Symptome ≤ 5 Tage)
Contusio cerebri (SHT 2. Grades)	Hirnprellung mit organischen Gehirnschäden ohne Perforation der Dura (Bewusstlosigkeit ≥ 30 Min.), meist Rückbildung aller Symptome ≤ 30 Tage
Compressio cerebri (SHT 3. Grades)	Gehirnquetschung durch Schädigung des Hirns infolge einer Hirndrucksteigerung (Bewusstlosigkeit ≥ 60 Min.; meist dauerhafte Folgeschäden)

Tab. 4.3 Einteilung der Schädel-Hirn-Traumen.

Ergänzung

Einteilung der Schwere des SHT durch die Glasgow-Koma-Skala: Untersuchung auf Augenöffnen, verbale Reaktion und motorische Antworten. Maximale Punktzahl 15; SHT 1. Grades: 13–15; SHT 2. Grades: 9–12; SHT 3. Grades: 3–8.
Symptome des SHT: Bewusstseinsstörung (Kardinalsymptom), Amnesie (antero- und retrograde), Hämatome, offene Wunden, intrakranielle Druckerhöhung, Kopfschmerzen, Erbrechen, Halbseitensymptome, Hirnnervenausfälle, Hörstörung, Krampfanfälle, Liquorrhö (Ausfließen von Liquor über eine Liquorfistel), Pupillenstörungen, Schwindel und Übelkeit.

4 Erkrankungen des Nervensystems

4.18 Querschnittsyndrom

Häufigste Ursache eines **Querschnittsyndroms** (Querschnittslähmung) sind Verletzungen, z. B. infolge von Verkehrsunfällen oder Abstürzen. Je nach Ursache kann sich das Querschnittsyndrom akut oder chronisch entwickeln. Die Diagnostik hängt von der Ursache ab und beinhaltet immer CT oder MRT.

Nennen Sie sieben Symptome des spinalen Schocks.

4.18 Querschnittsyndrom

Symptome des spinalen Schocks:

1. Komplette schlaffe Lähmung unterhalb der Läsion
2. Lähmung von Blase (Überlaufblase) und Mastdarm
3. Völliger Sensiblitätsausfall unterhalb des verletzten Rückenmarkabschnitts
4. Vegetative Störungen mit Ausfall der Gefäß- und Wärmeregulation
5. Ausfall der Reflexe
6. Erlöschen der Potenz
7. Störungen der Atmung durch Lähmung der Interkostalmuskulatur oder des Zwerchfells

Ergänzung

Commotio spinalis *(Rückenmarkserschütterung):* vollständige Rückbildung der neurologischen Funktionsstörungen innerhalb von 72 Stunden.
Contusio spinalis *(Rückenmarkskontusion):* morphologische Rückenmarksschädigung, z.B. durch Knochenfragmente oder Blutungen nachweisbar; Rückbildung der neurologischen Ausfälle ist oft unvollständig.
Reflex: Bezeichnung für einen Reiz-Reaktions-Zusammenhang, bei dem ein bestimmter Reiz bei allen Menschen dieselbe, vom Willen unabhängige, nervös ausgelöste Reaktion hervorruft.
Schlaffe Lähmung: Muskelerschlaffung durch Schädigung des zweiten motorischen Neurons.

4 Erkrankungen des Nervensystems

4.19 Myasthenia gravis

Bei der **Myasthenia gravis** *(Myasthenia gravis pseudoparalytika, Myasthenie)* handelt es sich um eine Autoimmunerkrankung mit Antikörperbildung (Autoantikörperbildung) gegen die Azetylcholin-Rezeptoren und Muskelrezeptortyrosinkinase der muskulären Endplatte. Bei Verdacht erfolgen Blutuntersuchungen zum Antikörpernachweis, Elektromyografie und MRT oder CT zur Suche nach Thymusveränderungen.

Vervollständigen Sie die folgende Textpassage mit den unten stehenden Begriffen.

Die Ursache der _____ ist unklar. Die _____ besetzen die _____ am _____ und führen zu einer _____ der _____ vom _____ auf die _____. _____ dieser Erkrankung ist eine _____ der _____ unter Belastung. Weitere charakteristische Symptome sind das Auftreten von _____ sowie Sprach- und _____.

abnorme Ermüdung, Antikörper, Autoantikörperbildung, cholinergen Rezeptoren, Doppelsehen, Leitsymptom, Muskel, Muskulatur, Nerven, quergestreiften Muskulatur, Schluckstörungen, Störung, Erregungsübertragung

4.19 Myasthenia gravis

Die Ursache der Autoantikörperbildung ist unklar. Die Antikörper besetzen die cholinergen Rezeptoren am Muskel und führen zu einer Störung der Erregungsübertragung vom Nerven auf die Muskulatur. Leitsymptom dieser Erkrankung ist eine abnorme Ermüdung der quergestreiften Muskulatur unter Belastung. Weitere charakteristische Symptome sind das Auftreten von Doppelsehen sowie Sprach- und Schluckstörungen.

Ergänzung

Definition: Belastungsabhängige Muskelschwäche infolge einer Störung der Erregungsübertragung an der motorischen Endplatte (Muskelendplatte). Die motorischen Endplatten sind die Verbindungsstellen zwischen den Axonen der motorischen Vorderhornzellen und den quergestreiften Muskelfasern.
Azetylcholin (Acetylcholin): Chemische Substanz (sog. Neurotransmitter), die an den Nervenendigungen freigesetzt wird und Überträgerfunktion ausübt. Als Hormon hat Azetylcholin durch Erweiterung der peripheren Gefäße eine blutdrucksenkende Wirkung. Ferner bewirkt es eine Verlangsamung des Herzschlags und eine Beschleunigung der Peristaltik.
Lambert-Eaton-Syndrom: Immunologisch bedingtes Syndrom, bei dem die gestörte Erregungsübertragung Folge einer antikörperbedingten Verminderung der Azetylcholinausschüttung ist. Es tritt in mehr als der Hälfte der Fälle paraneoplastisch bei einem kleinzelligen Bronchialkarzinom auf.

4 Erkrankungen des Nervensystems

4.20 Muskeldystrophien

Muskeldystrophien sind genetisch bedingte Erkrankungen der Skelettmuskulatur (sog. genetisch bedingte Myopathie), die zu fortschreitendem Muskelumbau und zunehmender Muskelschwäche führt.
Bei den genetisch bedingten Muskelerkrankungen ist keine ursächliche Behandlung möglich. Physio- und Ergotherapie bewirken ein begrenztes Maß an funktioneller Unabhängigkeit und Lebensqualität.

Definieren Sie das Krankheitsbild der progressiven Muskeldystrophie vom Typ Duchenne.

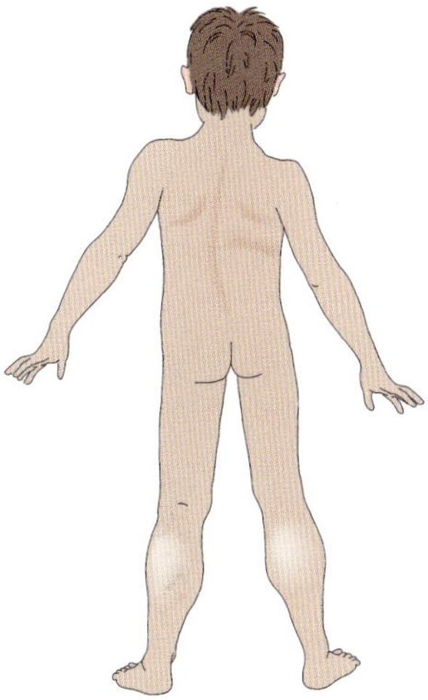

Abb. 4.7 Ausgeprägte progressive Muskeldystrophie vom Typ Duchenne. [L190]

4.20 Muskeldystrophien

Progressive Muskeldystrophie vom Typ Duchenne:

Die **Muskeldystrophie Typ Duchenne** (DMD) ist die häufigste (maligne) Form der X-chromosomal vererbten Muskeldystrophien, die sich meist im 3.–4. Lebensjahr manifestiert. Aufgrund der geschlechtsgebundenen-rezessiven Vererbung sind nur Jungen betroffen. Bei den Kindern kommt es zu einer motorischen Entwicklungsverzögerung mit Ungeschicklichkeit. Sie verlernen motorische Fähigkeiten, z. B. das Gehen, wieder und werden invalide. In den ersten Lebensjahren entwickeln die Betroffenen ein watschelndes Gangbild, eine Pseudohypertrophie der Wadenmuskulatur durch Muskelverfettung und eine Schultergürtelschwäche. Bei zunehmender Muskelatrophie müssen sie die Hände auf die Knie stützen, um vom Boden aufzustehen. Zwischen dem 12. und 15. Lebensjahr verlieren sie die Gehfähigkeit. Ihre Lebenserwartung beträgt etwa 30 Jahre.

Ergänzung

Spinale Muskelatrophien: Sie beruhen auf einer fortschreitenden Degeneration der motorischen Vorderhornzellen im Rückenmark und sind oft erblich bedingt.
Muskeldystrophie: Bezeichnung für genetisch bedingte, progredient fortschreitende Erkrankungen, die mit einer Destruktion der quergestreiften Muskulatur einhergehen.
Myopathie: Muskelerkrankung, die sich meist in einer langsam verlaufenden schlaffen Lähmung äußert und zu einer Muskelschwäche führt.

5 Erkrankungen der Lunge und Atemwege

5.1 Influenza

Die **Grippe** *(Influenza, Virusgrippe, echte Grippe)* ist eine akute Infektion der Atemwege, die durch Influenzaviren der Typen A, B oder C *(aus der Gruppe der Myxoviren)* verursacht wird. Die Diagnose erfolgt klinisch. Der Einsatz von Schnelltests oder der direkte Nachweis von Virusbestandteilen ist beispielsweise bei besonders Komplikationsgefährdeten sinnvoll.

Ergänzen Sie die folgende Textpassage mit den unten stehenden Begriffen.

Die _____ werden durch _____ übertragen. Nach einer _____ von _____ tritt innerhalb von wenigen Stunden ein _____ der _____ mit _____ und _____ auf. Die Betroffenen fühlen sich schwer krank und haben _____. Bei schwerem Verlauf kann es zur _____ kommen.

Schnupfen, sekundär-bakteriellen Grippepneumonie, fieberhafter Infekt, Influenzaviren, Inkubationszeit, 1–3 Tagen, Kopf-, Glieder- und Muskelschmerzen, oberen Atemwege, Tröpfcheninfektion, trockenem Husten

5.1 Influenza

Die Influenzaviren werden durch Tröpfcheninfektion übertragen. Nach einer Inkubationszeit von 1–3 Tagen tritt innerhalb von wenigen Stunden ein fieberhafter Infekt der oberen Atemwege mit Schnupfen und trockenem Husten auf. Die Betroffenen fühlen sich schwer krank und haben Kopf-, Glieder- und Muskelschmerzen. Bei schwerem Verlauf kann es zur sekundär-bakteriellen Grippepneumonie kommen.

Ergänzung

Prävention: Eine Schutzimpfung gegen die Influenza ist möglich; sie bietet ca. 90-prozentigen Schutz. Da sich die Viren rasch verändern, muss jedes Jahr mit den aktuellen Stämmen neu geimpft werden. Geimpft werden sollen:

- Personen ≥ 60 Jahre
- Patienten mit Abwehrschwäche oder Erkrankungen der Lunge oder des Herzens
- Personen mit erhöhter Exposition
- Alle Personen bei Epidemien

Grippaler Infekt (Erkältung): Meist viral bedingte Infektion der oberen und unteren Atemwege mit Gipfel in den Wintermonaten. Die Erreger werden durch Tröpfcheninfektion übertragen.
Myxoviren: Gruppe von RNA-Viren (RNA = Ribonukleinsäure), die in die zwei Virusfamilien Orthomyxo- und Paramyxoviren unterteilt werden.

5 Erkrankungen der Lunge und Atemwege

5.2 Akute (Tracheo-)Bronchitis

Eine **akute Bronchitis** *(akute Entzündung der Bronchien)* ist in etwa 90 % der Fälle viral bedingt (z. B. Influenzavieren) und geht meist mit einer **Entzündung der Trachea** *(Tracheitis)* einher. Gelegentlich sind akute Bronchitiden durch Bakterien oder toxisch (z. B. Reizgasinhalation) verursacht oder treten im Rahmen einer Allgemeininfektion (etwa Keuchhusten, Masern) auf.

Nennen Sie mindestens fünf Symptome der akuten (Tracheo-)Bronchitis.

5.2 Akute (Tracheo-)Bronchitis

Symptome der akuten (Tracheo-)Bronchitis:

1. Auftreten eines zuerst zähen, später eitrig gelblichen Auswurfs
2. Trockener und schmerzhafter Husten
3. Heiserkeit
4. Hals-, Kopf- und Gliederschmerzen
5. Brennendes Missempfinden hinter dem Brustbein
6. Schluckbeschwerden
7. Behinderte Nasenatmung
8. Schmerzen in der Gegend der Kiefer- und Stirnhöhlen
9. Schmerzen hinter dem Brustbein
10. Fieber über 39 °C (selten)

Ergänzung

Komplikationen: Bei Patienten mit vorbestehenden Lungenerkrankungen (z. B. Emphysem → K80) ist die Gefahr einer Pneumonie (→ K69) erhöht. Außerdem kann sich eine respiratorische Insuffizienz (Störung des pulmonalen Gasaustausches mit Abweichung der Blutgaswerte) entwickeln.
Bronchiolitis: viral bedingte Entzündung der Bronchioli *(kleine Äste des Bronchialbaumes).*

5 Erkrankungen der Lunge und Atemwege

5.3 Pneumonien

Unter einer **Pneumonie** *(Lungenentzündung)* wird eine akute oder chronische Entzündung des Lungenparenchyms durch infektiöse, allergische oder physikalisch-chemische Ursachen verstanden. Die Pneumonien werden nach verschiedenen Prinzipien (Krankheitsentstehung, Vorerkrankungen, Röntgenbefund, Entstehungsort der Infektion und Symptomatik) eingeteilt.
(**Parenchym** → K132)
Bei Verdacht ist eine Röntgenuntersuchung des Thorax angezeigt, welche die Entzündung als fleckige, netzförmige oder flächige Verschattung darstellt. Es folgen Blutuntersuchungen (z. B. Blutbild) und weitere Untersuchungen wie **Pulsoximetrie** (Verfahren zur Ermittlung der arteriellen Sauerstoffsättigung).

Nennen und erläutern Sie mindestens sechs Formen der Pneumonie.

5.3 Pneumonien

Formen der Pneumonie:

1. **Typische Pneumonie:** wird in der Regel durch bakterielle Erreger (z. B. Pneumokokken, Streptokokken) verursacht. Der Patient bekommt plötzlich hohes Fieber, Schüttelfrost, Husten, Auswurf; unter Antibiotikatherapie meist rasche Entfieberung.
2. **Atypische Pneumonie:** beginnt langsam und uncharakteristisch mit trockenem Reizhusten, Kopf- und Gliederschmerzen und nur leichtem Fieber.
3. **Infektiöse Pneumonien** (erregerbedingte Pneumonien): sind durch Bakterien, Viren, Pilze oder Protozoen (Einzeller) bedingt.
4. **Nichtinfektiöse Pneumonien:** sind z. B. allergisch oder durch physikalisch-chemische Reize (etwa Strahlen, Giftinhalation, Aspiration, Fremdkörper) bedingt.
5. **Bronchopneumonie:** betrifft herdförmig die Bronchien und das sie umgebende Gewebe.
6. **Interstitielle Pneumonie (Pneumonitis):** häufigste Form der Pneumonie bei immungeschwächten Patienten, z. B. mit AIDS oder während immunsuppressiver Therapie, verursacht durch Viren, Bakterien (z. B. Chlamydien, Mykoplasmen).
7. **Lobärpneumonie:** Ein ganzer Lungenlappen ist betroffen (häufigste Erreger sind Pneumokokken). Sie tritt vor allem bei Kindern auf.
8. **Pleuropneumonie:** Neben der Lunge ist auch die Pleura entzündet (Pleuritis).

5.4 Asthma bronchiale

Das **Asthma bronchiale** *(Asthma, Bronchialasthma)* ist charakterisiert durch anfallsweise auftretende Atemnot, bedingt durch reversible Atemwegsverengungen *(Bronchialobstruktionen)* bei chronischer Entzündung der Atemwege. Die Anfälle sind oft mit einem pfeifenden Atemgeräusch verbunden. Ca. 5 % der Erwachsenen und 10 % der Kinder sind betroffen. Wichtiges Asthmakriterium ist die reversible obstruktive Ventilationsstörung. Deshalb ist eine Lungenfunktionsprüfung unverzichtbar. Außerdem sind eine Allergiediagnostik und eine Röntgenübersichtsaufnahme des Thorax nötig.

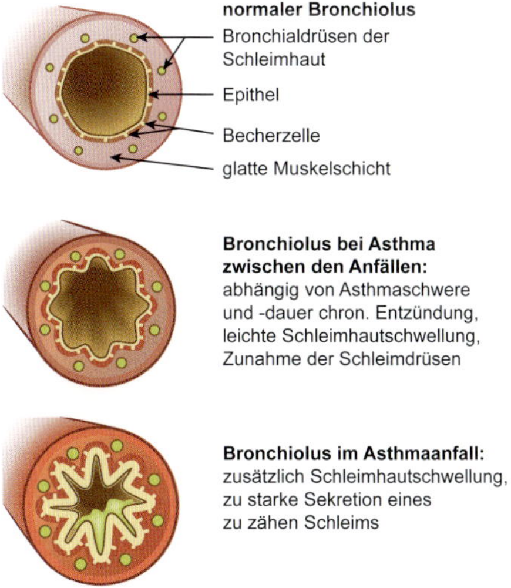

Nennen und erläutern Sie die verschiedenen Formen des Asthma bronchiale.

Abb. 5.1 Bronchiolus eines Gesunden und bei Asthma bronchiale. (Die Abbildung dient der Veranschaulichung von normalem Bronchiolus und Bronchiolus im Asthmaanfall mit Schleimhautschwellung und zähem Schleim). [L255]

5.4 Asthma bronchiale

Formen des Asthma bronchiale:

1. **Allergisches Asthma bronchiale (Extrinsic-Asthma):** Allergische Typ-I-Reaktion (➔ K158), z. B. gegen Haustaubmilben, Blütenpollen, Mehlstaub, Nahrungsmittel, Schimmelpilze oder Tierhaare.
2. **Nicht allergisches Asthma bronchiale (Intrinsic-Asthma, Infektasthma):** Durch Infekte der Atemwege, körperliche Anstrengung, kalte Luft, psychischen Stress, Azetylsalizylsäure, Analgetika, Inhalation atemwegsreizender Substanzen oder gastroösophagealen Reflux (➔ K85) ausgelöst.
3. **Mischform** aus allergischem und nicht allergischem Asthma: An dieser Form leiden 80 % aller Asthmatiker.
4. **Anstrengungsasthma** (Sonderform): bedingt durch körperliche Anstrengungen.

Ergänzung

Symptome: Atemnotanfall mit erschwerter Ausatmung *(exspiratorischer Stridor),* Gebrauch der Atemhilfsmuskulatur durch Aufstützen der Arme, Hustenanfälle, Tachykardie, Erstickungsangst, Ruhedyspnoe, vermindertes Atemgeräusch oder Zyanose (bläulich-rote Verfärbung der Haut und Schleimhäute durch verminderten Sauerstoffgehalt des Blutes), Sprechen nur noch in Worten und nicht in Sätzen, Schleimhautödem und Überproduktion von zähem Schleim (Hyper- und Dyskrinie). **Dyspnoe:** Atemnot mit verstärkter Atemarbeit, z. B. zu hohe Atemfrequenz. **Status asthmaticus:** Asthmaanfall, der über 6–12 Stunden andauert.

5 Erkrankungen der Lunge und Atemwege

5.5 Chronische Bronchitis

WHO-Definition der chronischen Bronchitis: Husten und Auswurf an den meisten Tagen von mindestens drei aufeinander folgenden Monaten zweier aufeinander folgender Jahre. Der Erkrankung liegen überwiegend langjähriges, regelmäßiges Zigarettenrauchen oder Feinstaubbelastungen zugrunde. Selten sind erbliche Faktoren die Ursache. Bei Vorkommen von einem eitrigen Sputum spricht man von einer chronischen eitrigen Bronchitis.

Die chronische Bronchitis entwickelt sich in drei Stufen. Nennen Sie diese.

Stufen der chronischen Bronchitis:

1. **Einfache chronische Bronchitis:** schleimig-weißer Auswurf ohne bronchiale Obstruktion (z. B. Raucherhusten)
2. **Chronische obstruktive Bronchitis:** Symptome der Bronchitis mit Atemwegsobstruktion, die durch Medikamente nicht vollständig reversibel ist, zähes Sputum *(Dyskrinie)*, Schleimhautödem, Belastungsdyspnoe, Leistungsabfall
3. **Spätkomplikationen:** Emphysem (→ K80), Cor pulmonale (→ K76), respiratorische Insuffizienz

Ergänzung

Asthmoide Bronchitis: chronisch-obstruktive Bronchitis mit anfallsartig auftretender Atemnot mit reversibler Obstruktion durch die Therapie (z. B. inhalative bronchospasmolytische Behandlung mit β_2-Sympathomimetika, welche die Atemwege durch eine Erschlaffung der Bronchialmuskulatur erweitern).
Husten *(Tussis):* heftige Ausatmung gegen die zunächst geschlossene, dann plötzlich geöffnete Stimmritze (Glottis).
Obstruktion *(Obstructio):* Verlegung eines Hohlorgans oder Ganges.
Sputum *(Auswurf, Expektoration):* ausgehustetes Bronchialsekret, es kann u. a. Epithelzellen, Leukozyten, Erythrozyten, Erreger sowie Staubteilchen enthalten.

5 Erkrankungen der Lunge und Atemwege

5.6 Lungentuberkulose

Die **Tuberkulose** *(Morbus Koch, Schwindelsucht, Tb, Tbc)* ist eine bakterielle Infektionskrankheit mit chronischem Verlauf. Meist in den Atemorganen lokalisiert, jedoch grundsätzlich Befall aller Organe möglich. Gefährdet sind v. a. Ältere und Alkoholkranke.

Erklären Sie kurz, was man unter der primären und der postprimären Tuberkulose versteht.

5.6 Lungentuberkulose

Primäre und postprimäre Tuberkulose:

1. **Primäre Tuberkulose:** Die Tuberkulosebakterien *(Mycobacterium tuberculosis)* gelangen in die Lungen, wo sie sich weiter vermehren. Es entwickelt sich in den Folgewochen ein Primärherd, der zusammen mit den lokal beteiligten Lymphknoten als Primärkomplex bezeichnet wird. Dieser kann sich nekrotisch entwickeln und einen bröckeligen Charakter annehmen (tuberkulöse Verkäsung). Häufig fehlen weitere Symptome. Es kann jedoch zu Husten, leichtem Fieber, Nachtschweiß kommen.
2. **Postprimäre Tuberkulose:** Diese ist in der Regel eine isolierte Organtuberkulose, die bei nachlassender Immunität durch Reaktivierung alter Organherde mit noch lebenden Tuberkulosebakterien entsteht. Die postprimäre Tbc betrifft zu 80 % die Lunge, selten aber auch Pleura, Urogenitaltrakt, Knochen, extrathorakale Lymphknoten.

Ergänzung

Krankheitsentstehung: Die Erreger der Tuberkulose gehören zur Gruppe der Mykobakterien, von denen zwei Typen für den Menschen von Bedeutung sind (Typus humanus und Typus bovinus). Der Typus humanus (Mycobacterium tuberculosis) ist ein Stäbchenbakterium und wird in der Regel durch Tröpfcheninfektion von Mensch zu Mensch übertragen (z. B. Husten oder Niesen).
Tuberkulin-Test (Tuberkulin-Hauttest = THT oder IGRA = Interferon-γ-Test): Fällt ab 5–6 Wochen nach einer Infektion positiv aus. Er testet die immunologische Spätreaktion des Körpers auf den Kontakt mit Tuberkuloprotein.

5 Erkrankungen der Lunge und Atemwege

5.7 Sarkoidose

Füllen Sie die rechte Spalte der Tabelle aus.

Manifestationsort	Art der Veränderungen
Augen	
Haut	
Herz	
Lunge	
Nervensystem	
Nieren	
Skelettsystem	

Tab. 5.1 Manifestationsorte der Sarkoidose.

5.7 Sarkoidose

Manifestationsort	Art der Veränderungen
Augen	Entzündung von Choroidea *(Aderhaut)* und Corpus ciliare *(Ziliarkörper)*
Haut	Erythema nodosum (druckschmerzhafte, rötliche Hautknoten)
Herz	Myokarditis (→ K8), Herzinsuffizienz (→ K4)
Lunge	Lungenfibrose (narbiger Umbau des Lungengerüstes), Lungenveränderungen
Nervensystem	Fazialislähmung (→ K61), periphere Polyneuropathie (→ K58)
Nieren	Nierenarterienstenose, Glomerulonephritis (→ K133)
Skelettsystem	Arthralgien *(Gelenkschmerzen)*, Polyarthritis (→ K159)

Tab. 5.1 Manifestationsorte der Sarkoidose.

Ergänzung

Komplikationen: Bei ca. 10 % der Fälle kommt es zu einer Lungenfibrose mit respiratorischer Insuffizienz und chronischem Cor pulmonale (→ K76).
Lungensarkoidose (Morbus Boeck): Granulombildende (knötchenförmige Neubildung aus Entzündungszellen), ätiologisch ungeklärte Systemerkrankung mit Bevorzugung der Haut, der Lunge und der Lymphknoten.

5 Erkrankungen der Lunge und Atemwege

5.8 Bronchialkarzinom

Das **Bronchialkarzinom** *(Lungenkrebs, bronchogenes Karzinom)* ist ein maligner Tumor, der die häufigste Krebstodesursache beim Mann darstellt. Der Altersgipfel liegt bei 55–65 Jahren. Die Diagnose gelingt durch Röntgenaufnahmen des Thorax und CT, Bronchoskopie sowie transthorakale Feinnadelbiopsie. Entscheidend für die Minimierung des Lungenkarzinomrisikos ist es, nicht zu rauchen und auch Passivrauchen weitestmöglich zu vermeiden.

Vervollständigen Sie die folgende Textpassage mit den unten stehenden Begriffen.

Das _____ ist der häufigste _____ überhaupt. Für über 80 % aller Bronchialkarzinome ist _____ verantwortlich. Weitere Risikofaktoren sind _____ wie _____ sowie eine _____. Im _____ gibt es keine typischen Symptome. Unspezifische Symptome sind _____, _____ und _____. Blutiges _____ ist meist ein Spätsymptom.

Zigarettenrauchinhalation, Bronchialkarzinom, berufliche Karzinogene, Asbest, genetische Disposition, Husten, Dyspnoe, Thoraxschmerz, maligne Tumor, Frühstadium, Sputum

5.8 Bronchialkarzinom

Das Bronchialkarzinom ist der häufigste maligne Tumor überhaupt. Für über 80 % aller Bronchialkarzinome ist Zigarettenrauchinhalation verantwortlich. Weitere Risikofaktoren sind berufliche Karzinogene wie Asbest sowie eine genetische Disposition. Im Frühstadium gibt es keine typischen Symptome. Unspezifische Symptome sind Husten, Dyspnoe und Thoraxschmerz. Blutiges Sputum ist meist ein Spätsymptom.

Ergänzung

Pancoast-Tumor: Ein in der Lungenspitze liegender Tumor, der durch Einwachsen in die Thoraxwand zu Arm- und Thoraxschmerzen führt. Durch Beeinträchtigung des sympathischen Nervensystems (Teil des autonomen Nervensystems) kommt es zu einem **Horner-Syndrom** mit Herabhängen des Oberlides *(Ptosis)*, Verengung der Pupillen *(Miosis)* und Zurücksinken des Augapfels in der knöchernen Augenhöhle *(Enophthalmus)*.

PFLEGEHINWEISE

Neben den allgemeinen prä- und postoperativen Maßnahmen ist besonders auf atemunterstützende Maßnahmen und Positionierungen, die Sauerstoffsättigung, den Umgang und die Kontrolle von Thoraxdrainagen sowie die Schmerzen des Patienten zu achten. Spezielle Pflege bei Bestrahlungs- und/oder Chemotherapie bzw. palliative Symptomkontrolle.

5 Erkrankungen der Lunge und Atemwege

5.9 Lungenödem

Unter einem **Lungenödem** wird eine vermehrte Ansammlung von (seröser) Flüssigkeit im Lungeninterstitium *(interstitielles Lungenödem)* oder/und in den Lungenalveolen *(alveoläres Lungenödem)* mit lebensbedrohlicher Atemstörung verstanden.

Erläutern Sie die Pathogenese (Krankheitsentstehung) des Lungenödems.

5.9 Lungenödem

Pathogenese des Lungenödems:

Häufigste Ursache eines Lungenödems ist die *Linksherzinsuffizienz* (→ K4), etwa im Rahmen eines Myokardinfarkts (→ K6), bei Herzrhythmusstörungen oder Myokarditis. Die Pumpschwäche des linken Herzens führt zu einem erhöhten hydrostatischen Druck im Lungenkreislauf. Durch diesen erhöhten Druck in den Lungengefäßen wird Flüssigkeit in das umgebende Bindegewebe und in die Alveolen gepresst. **Weitere Ursachen** sind gesteigerter Hirndruck *(neurogenes Lungenödem)*, Aufenthalt in großer Höhe *(Höhenlungenödem)*, Reizgasinhalation *(toxisches Lungenödem)*, Überwässerung oder Proteinmangel (Lungenödem bei Niereninsuffizienz) und anaphylaktischer Schock *(allergisches Lungenödem)*.

Ergänzung

Klinisches Bild: Dyspnoe (→ K70), Husten (→ K71), Hypotonie, schaumig-rotes Sputum, Tachykardie (→ K2), Unruhe und Zyanose (→ K70)

PFLEGEHINWEISE

Patienten werden bei atemerleichternden Positionen unterstützt (Herzbettlage, Einsatz der Atemhilfsmuskulatur), erhalten Sauerstoff nach AV und ggf. beruhigende sowie diuresefördernde Medikamente. Kontinuierliche Beobachtung der Vitalzeichen.

5 Erkrankungen der Lunge und Atemwege

5.10 Lungenembolie

Als **Lungenembolie** wird die Verlegung der Lungenarterien durch einen Embolus (= abgelöster Thrombus) aus dem venösen Gefäßsystem bezeichnet. Eine Lungenembolie ist meist Folge einer nicht entdeckten tiefen Bein- oder Beckenvenenthrombose. Die Letalität liegt bei ca. 10 %. Die Diagnose erfolgt durch Untersuchungen zur Gefäß- und Embolusdarstellung (z. B. eine Angio-CT). Auch die Beinvenensonografie ist möglich und sichert bei Nachweis einer tiefen Beinvenenthrombose die Indikation zur Antikoagulation.

Füllen Sie die folgende Tabelle aus.

Schweregrad	Ausdehnung der Gefäßverschlüsse	Klinisches Bild
I (klein)		
II (submassiv)		
III (massiv)		
IV (fulminant)		

Tab. 5.2 Schweregradeinteilung der Lungenembolie.

5.10 Lungenembolie

Schweregrad	Ausdehnung der Gefäßverschlüsse	Klinisches Bild
I (klein)	Periphere Äste	In 80 % symptomlos, ansonsten leichte Dyspnoe, Thoraxschmerz
II (submassiv)	Segmentarterien	Akute Dyspnoe, Tachypnoe (beschleunigte Atmung), Thoraxschmerz, Tachykardie, Angst
III (massiv)	Ein Pulmonalarterienast oder mehrere Lappenarterien	Akute schwere Dyspnoe, Zyanose, Thoraxschmerz, Tachykardie, Angst
IV (fulminant)	Ein Pulmonalarterienast und mehrere Lappenarterien	Zusätzlich Schocksymptomatik

Tab. 5.2 Schweregradeinteilung der Lungenembolie.

Ergänzung

Akutes und chronisches Cor pulmonale: Infolge einer Verlegung der Lungenstrombahn kommt es zu einer akuten Widerstanderhöhung im kleinen Lungenkreislauf mit Entwicklung eines Pumpversagens der rechten Herzkammer (akutes Cor pulmonale). Bei chronischen Lungen- oder Lungengefäßerkrankungen, die zu einer pulmonalen Hypertonie mit Rechtsherzbelastung führen, entwickelt sich eine Insuffizienz der rechten Herzkammer (chronisches Cor pulmonale).

5 Erkrankungen der Lunge und Atemwege

5.11 Pleuraerguss

Als **Pleuraerguss** wird eine Flüssigkeitsansammlung in der **Pleurahöhle** *(Cavitas pleuralis)* bezeichnet.

Füllen Sie die rechte Spalte der Tabelle aus.

Pleuraerguss (nach Art der Flüssigkeit)	Hauptursachen
Chylothorax (chylös, milchig-trüb)	
Hämatothorax (blutig)	
Hydrothorax (serös)	
Pleuraempyem (eitrig)	
Serothorax (serö-eitrig, serös-blutig)	

Tab. 5.3 Differenzierung von Pleuraergüssen.

Pleuraerguss (nach Art der Flüssigkeit)	Hauptursachen
Chylothorax (chylös, milchig-trüb)	Einriss des Ductus thoracicus *(Milchbrustgang)* oder der Cisterna chyli (Erweiterung beim Zusammenfluss der großen Lymphstämme)
Hämatothorax (blutig)	Rippenserienfraktur, Pleuramesotheliom *(Brustfellkrebs)*, Lungenembolie, Lungenbiopsie
Hydrothorax (serös)	Herzinsuffizienz (→ K4), Leberzirrhose (→ K106)
Pleuraempyem (eitrig)	Bakterielle Pneumonie (→ K69), Lungenabszess, Mediastinitis *(Entzündung des Mittelfellraums)*
Serothorax (serö-eitrig, serös-blutig)	Infektionen der Pleura und Lunge

Tab. 5.3 Differenzierung von Pleuraergüssen.

Ergänzung

Klinisches Bild: Hauptsymptom eines Pleuraergusses sind Atemnot (→ K70) und atemabhängige Schmerzen im Brustkorb. Bei einem Empyem *(Eiteransammlung in einer Körperhöhle)* besteht Fieber und meist ein erhebliches Krankheitsgefühl.
Ursachen: Häufige Ergussursachen sind Herzinsuffizienz, Pneumonie, intraabdominale Entzündungen, Leberzirrhose, Lungenembolien, maligne Tumoren und rheumatische Erkrankungen.

5 Erkrankungen der Lunge und Atemwege

5.12 Schlafapnoe-Syndrom

Das **Schlafapnoe-Syndrom (SAS)** ist eine schlafbezogene Atemstörung mit Atemstillständen während des Schlafes von mehr als zehn Sekunden Dauer. Infolgedessen treten Sauerstoffmangel, Unterbrechungen des Nachtschlafes sowie abnorme Tagesschläfrigkeit auf.

Nennen und erläutern Sie zwei Formen des Schlafapnoesyndroms.

Formen des Schlafapnoesyndroms:

1. **Obstruktive Schlafapnoe (OSA):** 90 % der Betroffenen leiden unter dieser Form. Durch Erschlaffen der Rachenmuskulatur während des Schlafs kollabieren die oberen Atemwege; der Atemstrom wird bei gleichzeitig sichtbaren Atemanstrengungen des Thorax und Abdomens teilweise oder vollständig unterbrochen. Die Atmung beginnt wieder mit einem lauten Schnarchgeräusch und die Betroffenen schlafen weiter bis zur nächsten Atempause.
2. **Zentrale Schlafapnoe:** Eine seltene Form, die durch eine Störung des zentralen Atemantriebs bedingt ist. Sie geht mit einem Stillstand des an den oberen Atemwegen beobachteten Atemstroms sowie der thorakalen und abdominalen Atembewegungen einher.
3. **Mischformen:** bedingt durch obstruktive und zentrale Mechanismen.

Ergänzung

Klinisches Bild: Leitsymptom ist lautes, unregelmäßiges Schnarchen während der Nacht abwechselnd mit längeren Atempausen. Weitere Symptome sind eine gesteigerte Tagesschläfrigkeit mit Einschlafneigung (Sekundenschlaf), intellektueller Abbau, Müdigkeit und Konzentrationsstörungen tagsüber sowie morgendlich betonte Kopfschmerzen.
Komplikationen: arterielle Hypertonie und Herzrhythmusstörungen durch unzureichende Sauerstoffversorgung. **Begünstigende Faktoren** sind Alkoholabusus und Adipositas.
Narkolepsie: plötzliches Einschlafen am Tag für kurze Zeit infolge von Hirnerkrankungen.

5 Erkrankungen der Lunge und Atemwege

5.13 Mukoviszidose

Die **Mukoviszidose** *(zystische/cystische Fibrose, CF)* ist eine erblich bedingte Stoffwechselstörung mit Produktion eines zu zähen Sekrets durch alle exokrinen Drüsen. Typisch ist eine verminderte Flüssigkeitsausscheidung durch die Epithelzellen. Bei Verdacht sichert ein Schweißtest die Diagnose. Bei Mukoviszidose ist der Chloridgehalt des Schweißes erhöht.

Ergänzen Sie die folgende Textpassage mit den unten stehenden Begriffen.

Bei den meisten Patienten beginnt die Erkrankung mit _____. Typisch sind _____ und _____, die im Vordergrund stehen. Bis zu _____ der betroffenen Kinder zeigen als Neugeborene einen _____, bei dem der sehr zähe erste Stuhl zu einer _____ des _____ führt. Spätere _____ sind eine _____ mit _____ und _____ sowie ein _____.

Bronchitiden, Darmlumens, exokrine Pankreasinsuffizienz, Fettstühlen, 10 %, Lungensymptomen, Magen-Darm-Symptome, Maldigestion, Mastdarmvorfall, Mekoniumileus, Pneumonien, Obstruktion

5.13 Mukoviszidose

Bei den meisten Patienten beginnt die Erkrankung mit Lungensymptomen. Typisch sind Bronchitiden und Pneumonien, die im Vordergrund stehen. Bis zu 10 % der betroffenen Kinder zeigen als Neugeborene einen Mekoniumileus, bei dem der sehr zähe erste Stuhl zu einer Obstruktion des Darmlumens führt. Spätere Magen-Darm-Symptome sind eine exokrine Pankreasinsuffizienz mit Maldigestion und Fettstühlen sowie ein Mastdarmvorfall.

Ergänzung

Prognose: Lebensbegrenzend ist in aller Regel die Lungenfunktionsstörung (Lebenserwartung ca. 40–50 Jahre). Außerdem sind die beruflichen und privaten Möglichkeiten der Betroffenen stark eingeschränkt.
Spätkomplikationen: Zu den Spätkomplikationen gehören ein Cor pulmonale (→ K76) mit nachfolgendem Rechtsherzversagen, eine Leberzirrhose und ein Diabetes mellitus.
Maldigestion: Die Vorverdauung und Nahrungsaufspaltung im Magen-Darm-Trakt ist gestört.
Malabsorption: Resorptionsstörung der bereits aufgespaltenen Nährstoffe, z. B. infolge chronischer Darmerkrankungen.
Mekoniumileus: Verlegung der Darmlichtung (Passagebehinderung) durch Mekonium (*Kindspech,* der während der Intrauterinzeit gebildete erste Stuhl des Kindes). Der Mekoniumileus des Neugeborenen ist eine Komplikation der zystischen Fibrose.

5 Erkrankungen der Lunge und Atemwege

5.14 Lungenemphysem

Als **Lungenemphysem** wird eine Überblähung des Lungengewebes mit Elastizitätsverlust, irreversibler Zerstörung von Alveolen bzw. der Alveolarsepten (Trennwände der Alveolen) und Verminderung der Gasaustauschfläche bezeichnet. Mehrere Alveolen vereinigen sich zu verschieden großen Blasen. Typisch für das Emphysem ist der Fassthorax, bei dem der Thorax aufgrund der Lungenüberblähung praktisch in Einatmungsstellung verharrt.

Erläutern Sie die Krankheitsentstehung des Lungenemphysems.

5.14 Lungenemphysem

Krankheitsentstehung des Lungenemphysems:

Meist ist ein Lungenemphysem mit einer chronisch-obstruktiven Bronchitis verbunden. Wichtigster Risikofaktor ist das Rauchen. Seltener liegen andere inhalative Schadstoffe (z. B. Staubinhalation) zugrunde. Nur bei ca. 1–2 % aller Betroffenen ist ein erblicher Enzymmangel (α_1-Antitrypsin-Mangel) die Ursache, der ebenfalls zum Abbau des Lungengewebes führt. Folgen sind eine Reduzierung der elastischen Retraktionskraft der Lunge sowie eine Verminderung von Gasaustauschfläche und Lungengefäßen mit daraus resultierender Respirationsinsuffizienz. Durch die Gefäßminderung entwickelt sich ein chronisches Cor pulmonale (→ K76).

Ergänzung

Klinisches Bild: chronische Atemnot zunächst bei Belastung, Abmagerung bis zur Kachexie *(pathologischer Gewichtsverlust)*, Husten, Symptome einer chronisch-obstruktiven Bronchitis und Zyanose (→ K70).

PFLEGEHINWEISE

Atemübungen, wie z. B. Kontaktatmung und dosierte Lippenbremse, sowie der Einsatz von Atemtherapiegeräten unterstützen die Atmung. Bei Bedarf sekretlösende Maßnahmen, wie Inhalationen und ggf. Sekretolytika nach AV, einsetzen. Patientenanleitung im Umgang mit Dosieraerosolen, Unterstützung und Beobachtung bei der Sauerstofftherapie.

5 Erkrankungen der Lunge und Atemwege

5.15 Adenoide

Unter **Adenoide** *(adenoide Vegetationen, Polypen)* wird eine im Kindesalter auftretende Hyperplasie der **Rachenmandel** *(Tonsilla pharyngea)* verstanden.

Vervollständigen Sie die folgende Textpassage mit den unten stehenden Begriffen.

Kinder mit einer _____ atmen häufig durch den _____, da die _____ erheblich behindert ist. Sie haben viele _____, _____ meist schlechter und _____. Da die _____ die _____ der _____ im _____ verlegt und so zu _____ führt, kommt es außerdem zu gehäuften _____.

Infekte, hören, Mittelohrentzündungen, Mund, Mündung, Nasenatmung, Nasopharynx, Ohrtrompete, schnarchen, Tubenbelüftungsstörungen, vergrößerte Rachenmandel, vergrößerten Rachenmandel

5.15 Adenoide

Kinder mit einer vergrößerten Rachenmandel atmen häufig durch den Mund, da die Nasenatmung erheblich behindert ist. Sie haben viele Infekte, hören meist schlechter und schnarchen. Da die vergrößerte Rachenmandel die Mündung der Ohrtrompete im Nasopharynx verlegt und so zu Tubenbelüftungsstörungen führt, kommt es außerdem zu gehäuften Mittelohrentzündungen.

Ergänzung

Komplikation: Die Schwerhörigkeit birgt längerfristig die Gefahr der Sprachentwicklungsverzögerung.
Hyperplasie: Vergrößerung eines Gewebes oder eines Organs durch Zunahme der Zellzahl bei unveränderter Zellgröße.

5 Erkrankungen der Lunge und Atemwege

5.16 Nasennebenhöhlenerkrankungen

Die **Nasennebenhöhlen** sind mit Luft gefüllte und mit Schleimhaut ausgekleidete Räume, die mit der Nasenhöhle in Verbindung stehen. Bei einer Entzündung *(Sinusitis)* verursachen sie verschiedene Beschwerden.

Füllen Sie die linke Spalte der Tabelle aus.

Form und Lokalisation der Sinusitis	Klinisches Bild
	Erhöhter Druck im Bereich der Nasenwurzel und des inneren Augenwinkels
	Schmerzen in der Stirnregion, die in den inneren Augenwinkel ausstrahlen
	Pochende Schmerzen im Bereich der Kieferhöhle und im angrenzenden Mittelgesicht
	Kopfschmerzen in der Mitte Kopfes mit Ausstrahlung zum Hinterkopf

Tab. 5.4 Akute Sinusitis.

5.16 Nasennebenhöhlenerkrankungen

Form und Lokalisation der Sinusitis	Klinisches Bild
Sinusitis ethmoidalis *(Entzündung der Siebbeinzellen)*	Erhöhter Druck im Bereich der Nasenwurzel und des inneren Augenwinkels
Sinusitis frontalis *(Stirnhöhlenentzündung)*	Schmerzen in der Stirnregion, die in den inneren Augenwinkel ausstrahlen
Sinusitis maxillaris *(Kieferhöhlenentzündung)*	Pochende Schmerzen im Bereich der Kieferhöhle und im angrenzenden Mittelgesicht
Sinusitis sphenoidalis *(Entzündung der Keilbeinhöhlen)*	Kopfschmerzen in der Mitte Kopfes mit Ausstrahlung zum Hinterkopf

Tab. 5.4 Akute Sinusitis.

Ergänzung

Akute Rhinitis *(Rhinitis catarrhalis):* akut verlaufende schleimige Entzündung der Nasenschleimhaut, die durch Allergene (z. B. Tierhaare), Bakterien (z. B. Diphtheriebakterien = *Corynebacterium diphtheriae*) oder Viren (z. B. Schnupfenviren = Rhinoviren) hervorgerufen wird.
Pansinusitis: Entzündung aller Nasennebenhöhlen.

5 Erkrankungen der Lunge und Atemwege

5.17 Kehlkopferkrankungen

Erklären Sie kurz, was man unter den folgenden Begriffen versteht:

1. Laryngitis
2. Larynxkarzinom
3. Stimmlippenparese
4. Stimmbandknötchen

5.17 Kehlkopferkrankungen

1. **Laryngitis:** Die Laryngitis ist eine Entzündung des Kehlkopfs bzw. der Kehlkopfschleimhaut, die häufig in Zusammenhang mit Erkrankungen der oberen Atemwege auftritt. Ursachen sind Bakterien, Viren, stimmliche Überlastung, Luftverunreinigung (Reizgase), Tabakrauch sowie trockene Luft. Man unterscheidet akute und chronische Verlaufsformen.
2. **Larynxkarzinom:** Kehlkopfkrebs. Es handelt sich um bösartige Tumoren im Halsbereich, die mit einem Altersgipfel zwischen dem 50. und 60. Lebensjahr bevorzugt bei Männern auftreten. Hauptrisikofaktoren sind hoher Zigaretten- und Alkoholkonsum. Die häufigste Form ist das Glottiskarzinom (inneres Kehlkopfkarzinom).
3. **Stimmlippenparese:** Durch Lähmung oder isolierte Schädigung der Kehlkopfmuskulatur bedingte, ein- oder beidseitige Fehlstellung und Beweglichkeitseinschränkung der Stimmlippen. Häufige Ursache der einseitigen oder beidseitigen Lähmung ist die Schädigung des Nervus laryngeus recurrens (*Stimmnerv,* Ast des zehnten Hirnnervs).
4. **Stimmbandknötchen:** Das Stimmbandknötchen (auch Sängerknötchen) ist die häufigste gutartige stimmstörende Veränderung an den Stimmbändern. Vorwiegend sind Männer im mittleren Lebensalter betroffen. Häufige Ursache ist eine Stimmüberlastung.

5 Erkrankungen der Lunge und Atemwege

5.18 Pneumothorax

Beim **Pneumothorax** gelangt Luft in den kapillaren Spalt zwischen Lungenfell *(Pleura visceralis)* und Rippenfell *(Pleura parietalis)*, sodass der physiologische Unterdruck im Pleuraspalt (negativer Pleuradruck) aufgehoben ist und die betroffene Lunge kollabiert.

Füllen Sie die rechte Spalte der Tabelle aus.

Form	Definition
Spontanpneumothorax	
Offener Pneumothorax	
Geschlossener Pneumothorax	
Iatrogener Pneumothorax	
Spannungspneumothorax	

Tab. 5.5 Formen des Pneumothorax.

Form	Definition
Spontanpneumothorax	Ist ohne äußere Einwirkung entstanden, z. B. Ruptur einer subpleural gelegenen Emphysemblase
Offener Pneumothorax	Pneumothorax mit Brustwanddefekt, z. B. nach einer Stichverletzung
Geschlossener Pneumothorax	Pneumothorax, bei dem nur die Pleura selbst verletzt ist
Iatrogener Pneumothorax	Pneumothorax, der durch therapeutische Maßnahmen bedingt ist
Spannungspneumothorax	Pneumothorax mit erhöhtem Druck im Pleuraspalt, nachfolgender Verlagerung des Mediastinums (Mittelfellraums) zur gesunden Seite, Kompression der gesunden Lunge und des Herzens

Tab. 5.5 Formen des Pneumothorax.

Ergänzung

Sekundärer Pneumothorax: Diese Form ist Folge anderer Grunderkrankungen, z. B. Mukoviszidose (→K79), Lungenabzess, Lungenkarzinom (→K74), Tuberkulose (→K72).

PFLEGEHINWEISE

Bei Einsatz einer Thoraxdrainage ist auf den Sog, die Durchgängigkeit, Aussehen und Menge des Sekrets sowie die Vitalzeichen und die Schmerzsituation des Patienten zu achten. Maßnahmen der Pneumonieprophylaxe und atemunterstützende Positionierung sind notwendig.

6 Störungen des Ernährungs- und Verdauungssystems

6.1 Refluxösophagitis

Unter der **Refluxösophagitis** *(gastroösophageale Refluxkrankheit, GERD)* wird eine Entzündung der Ösophagusschleimhaut infolge eines gastroösophagealen Refluxes (Rückfluss von Mageninhalt in den Ösophagus) verstanden. 10–20 % der Bevölkerung der Industrieländer leiden an der Refluxkrankheit. Die Diagnose erfolgt durch 24-Stunden-pH-Metrie mit zusätzlicher Refluxmessung über eine dünne Messsonde, die über die Nase in den unteren Ösophagus eingelegt wird. Zusätzlich sind eine Endoskopie zur Diagnose von Schleimhautschäden sowie eine Ösophagus-Manometrie (Druckmessung im Ösophagus) durchführbar.

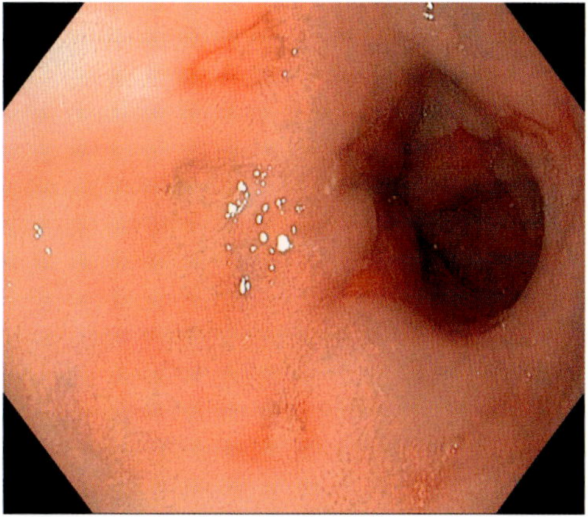

Abb. 6.1 Endoskopisches Bild bei Refluxösophagitis. [P774]

Nennen Sie mindestens sechs Leitsymptome der Refluxösophagitis.

6.1 Refluxösophagitis

Leitsymptome der Refluxösophagitis:

1. Saures Aufstoßen (vor allem beim Bücken, im Liegen und nach der Nahrungsaufnahme)
2. Sodbrennen (brennendes Gefühl hinter dem Sternum)
3. Regurgitation *(Zurückströmen von Mageninhalt)*
4. Schmerzen und Brennen hinter dem Sternum
5. Schluckbeschwerden *(Dysphagie)*
6. Asthmaähnliche Atemnot (Dyspnoe → K70)
7. Chronischer Husten
8. Halsschmerzen und Heiserkeit
9. Verstärkte Beschwerden beim Bücken, im Liegen und nach der Nahrungsaufnahme

Ergänzung

Krankheitsentstehung: Verschlussstörungen des unteren Ösophagussphinkters, erhöhter abdominaler Druck, z. B. bei Bauchpresse, Obstipation, Hiatushernie *(Zwerchfellbruch)*, Nikotinabusus, Übergewicht.
Komplikationen: Blutungen aus Ulzera (Geschwüren), narbige Stenosen des Ösophagus (peptische Stenose) oder maligne Entartung der chronisch entzündeten Schleimhaut.
Dysphagie: Schluckstörung mit Druckgefühl oder Schmerzen hinter dem Brustbein oder im Oberbauch *(Regio epigastrica, Epigastrium)*.

6 Störungen des Ernährungs- und Verdauungssystems

6.2 Ösophagusdivertikel

Ösophagusdivertikel sind Ausstülpungen der Speiseröhrenwand, die entweder durch Druck von innen *(Pulsionsdivertikel)* oder Zug von außen *(Traktionsdivertikel)* entstanden sind.

Ergänzen Sie die Abbildung mit den korrekten Beschriftungen.

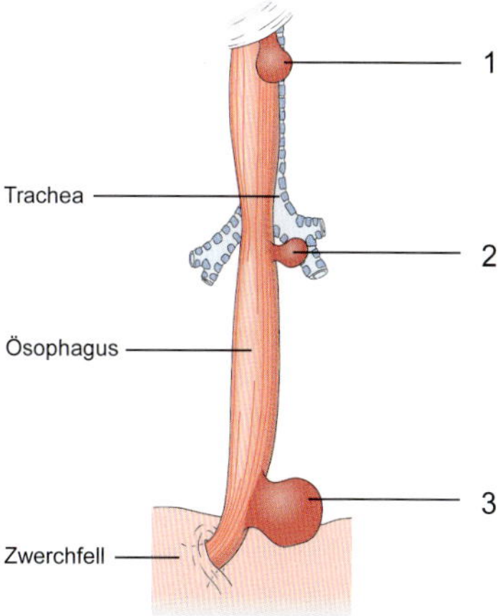

Abb. 6.2 Lokalisation der Ösophagusdivertikel und Häufigkeit. [L190]

6.2 Ösophagusdivertikel

1. **Zenker-Divertikel** (70 %): Pulsionsdivertikel am Ösophaguseingang
2. **Epibronchiales Divertikel** (20 %): Traktionsdivertikel in Höhe der Trachealbifurkation
3. **Epiphrenales Divertikel** (10 %): entwickelt sich oberhalb des Zwerchfells *(Diaphragma)*

Ergänzung

Divertikel: Angeboren oder erworben, sackartige Schleimhautausstülpung in Dickdarm, Dünndarm, Magen oder Speiseröhre. Unterschieden werden echte Divertikel mit Ausstülpung aller Wandschichten von falschen Divertikeln *(Pseudodivertikel)* mit Ausstülpung von Mukosa (Schleimhaut) bzw. Submukosa (Bindegewebsschicht unter der Schleimhaut) durch Lücken der Muskelschicht.
Komplikationen: Aspiration der nächtlich zurückströmenden Speisereste (Gefahr einer Aspirationspneumonie → K87) und Entzündungen *(Divertikulitis)* mit erhöhter Perforationsneigung.

PFLEGEHINWEISE

Aspirationsprophylaxe: Patient sollte nach der Nahrungsaufnahme den Oberkörper weiterhin etwas erhöht positionieren bzw. mit leicht erhöhtem Oberkörper schlafen.
Die Nahrungszusammensetzung sollte für den Patienten gut zu schlucken sein. Mischungen von festen und flüssigen Bestanteilen können schnell zu Hustenreiz führen. Bei einer Aspiration zum Husten auffordern, ggf. gleichzeitig Druck auf Höhe des Zwerchfells ausüben und Arzt informieren.

6 Störungen des Ernährungs- und Verdauungssystems

6.3 Achalasie

Die **Achalasie** ist eine seltene Erkrankung mit ungeordneter Peristaltik *(Motilitätsstörung)* im unteren Ösophagusanteil beim Schluckakt und der Unfähigkeit des unteren Ösophagussphinkters zu erschlaffen.

Ergänzen Sie die folgende Textpassage mit den unten stehenden Begriffen.

Ursächlich liegt der _____ eine _____ von _____ in der _____ zugrunde. Die Betroffenen klagen über _____ und zunehmende _____ erst bei fester, später auch bei flüssiger _____. Deshalb _____ sie wenig und verlieren an _____. Typisch ist auch das _____ unverdauter _____ in die _____.

Degeneration, essen, Gewicht, krampfartige Brustschmerzen, Mundhöhle, nächtliche Zurückfließen, Nahrung, Nervenzellen, Achalasie, Ösophaguswand, Schluckbeschwerden, Speisen

6.3 Achalasie

Ursächlich liegt der Achalasie eine Degeneration von Nervenzellen in der Ösophaguswand zugrunde. Die Betroffenen klagen über krampfartige Brustschmerzen und zunehmende Schluckbeschwerden erst bei fester, später auch bei flüssiger Nahrung. Deshalb essen sie wenig und verlieren an Gewicht. Typisch ist auch das nächtliche Zurückfließen unverdauter Speisen in die Mundhöhle.

Ergänzung

Komplikationen: Aspirationspneumonie (Eindringen flüssiger oder fester Stoffe in die Atemwege), Dysphagie (→ K85), Ösophagitis *(Entzündung der Ösophaguswand)* und maligne Entartung (z. B. Plattenepithelkarzinom).
Therapie: Aufweitung des unteren Ösophagussphinkters durch einen aufblasbaren Ballonkatheter *(Ballondilatation)*. Hauptalternative ist das endoskopische Einspritzen von Botulinumtoxin in den unteren Ösophagussphinkter.

6 Störungen des Ernährungs- und Verdauungssystems

6.4 Ösophaguskarzinom

Das **Ösophaguskarzinom** *(Speiseröhrenkrebs)* ist ein hoch maligner Speisenröhrentumor (85 % Plattenepithelkarzinom), der meist früh das lokale Bindegewebe infiltriert und vorzugsweise lymphogen metastasiert. Der Altersgipfel liegt bei ca. 60–75 Jahren, Männer sind häufiger betroffen als Frauen. Die Untersuchung bei Verdacht ist die Endoskopie mit Biopsie und möglichst Endosonografie.

Erläutern Sie die Ätiologie (Krankheitsursache) des Ösophaguskarzinoms.

6.4 Ösophaguskarzinom

Ätiologie des Ösophaguskarzinoms:

Gesicherte Risikofaktoren des Ösophaguskarzinoms sind langjähriger Konsum hochprozentiger Alkoholika, Nikotinabusus, heiße Getränke, chemische Noxen (z. B. Nitrosamine → K92, Aflatoxine, Laugen), Zustand nach Bestrahlung der Speiseröhrenregion, z. B. wegen Mammakarzinom. Das Barrett-Syndrom (Zylinderzellmetaplasie) geht häufig einem Adenokarzinom (→ K92) des Ösophagus voraus. Achalasie und andere chronische Ösophaguserkrankungen können eine Rolle spielen. Allen Risikofaktoren gemeinsam ist die chronische Irritation der Speiseröhrenschleimhaut.

Ergänzung

Klinisches Bild: Die Betroffenen klagen über Atemnot (→ K70), Heiserkeit, Husten, Regurgitation der Nahrung (→ K85), Schmerzen hinter dem Brustbein, Stimmlosigkeit *(Aphonie)* und Schluckbeschwerden *(Dysphagie)*.
Prävention: Präventionsmaßnahmen sind Nikotinkarenz, ein vernünftiger Umgang mit Alkoholika und die medikamentöse Therapie eines chronischen Refluxes.
Barrett-Syndrom: Ersatz des Plattenepithels im unteren Ösophagus durch Zylinderepithel mit Becherzellen.

6 Störungen des Ernährungs- und Verdauungssystems

6.5 Gastritis

Bei der **Gastritis** handelt es sich um eine akute oder chronische Entzündung der Magenschleimhaut, die oft zu **Erosionen** *(fleckförmige, oberflächliche Defekte der Magenschleimhaut)* führt. Sie wird dann als erosive Gastritis bezeichnet. Eine Gastritis kann nur endoskopisch festgestellt werden. Bei der Ösophagogastroduodenoskopie erfolgt immer eine Helicobacter-pylori-Diagnostik. Helicobacter pylori ist ein Stäbchenbakterium, das den menschlichen Magen besiedelt.

Füllen Sie die rechte Spalte der Tabelle aus.

Einteilung	Ätiologie
Akute Gastritis *(Magenverstimmung)*	
Typ A: Autoimmungastritis	
Typ B: bakterielle Gastritis	
Typ C: chemisch-toxische Gastritis	

Tab. 6.1 Einteilung der Gastritiden.

6.5 Gastritis

Einteilung	Ätiologie
Akute Gastritis *(Magenverstimmung)*	Entsteht meist durch übermäßigen Alkohol- und Nikotingenuss, virale oder bakterielle Infektionen, bakterielle Toxine (Lebensmittelvergiftung), Stoffwechselstörungen (z. B. Urämie → K136), Nebenwirkung von Medikamenten (z. B. nichtsteroidale Antirheumatika, Kortikosteroide)
Typ A: Autoimmungastritis	Autoimmunologisch bedingte Form, die durch Autoantikörperbildung gegen die salzsäureproduzierenden Belegzellen im Korpusbereich *(Magenkörper)* und den Intrinsic Factor gekennzeichnet ist
Typ B: bakterielle Gastritis	Ist bevorzugt im Antrum *(Magenausgang)* lokalisiert und auf eine Besiedlung durch das Bakterium Helicobacter pylori zurückzuführen. Das Bakterium muss entfernt *(eradiziert)* werden
Typ C: chemisch-toxische Gastritis	Chemische Reizung der Magenschleimhaut durch die Einnahme nichtsteroidaler Antirheumatika (NSAR), den Reflux von Galle und Pankreassaft

Tab. 6.1 Einteilung der Gastritiden.

6 Störungen des Ernährungs- und Verdauungssystems

6.6 Ulcus ventriculi

Beim **Ulcus ventriculi** *(Magengeschwür)* handelt es sich um einen Schleimhautdefekt, der im Gegensatz zur Erosion auch die Muscularis mucosae der Schleimhaut durchbricht. Etwa 10 % der Bevölkerung sind von einem Ulkus betroffen. Eine Ösophagogastroduodenoskopie sichert die Diagnose. Sie ermöglicht außerdem eine Testung auf **Helicobacter pylori** (→ K89).

Nennen Sie fünf Komplikationen des Ulcus ventriculi.

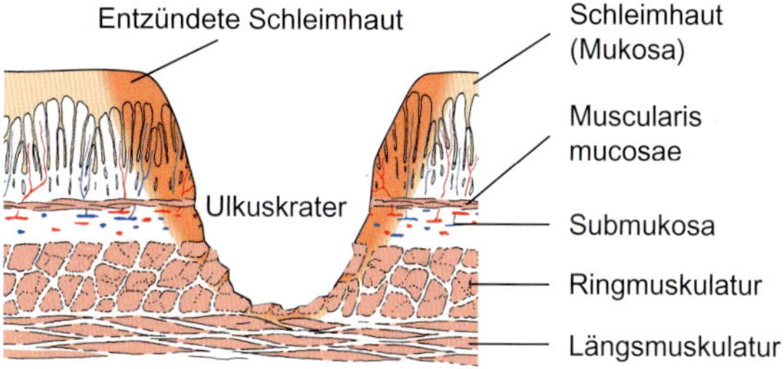

Abb. 6.3 Schematische Darstellung eines Geschwürs. [L190]

6.6 Ulcus ventriculi

Komplikationen des Ulcus ventriculi:

1. Blutung
2. Perforation *(Durchbruch des Ulkus)*
3. Penetration *(Einbrechen des Ulkus in benachbarte Organe)*
4. Maligne Entartung (vor allem bei Besiedlung mit Helicobacter pylori)
5. Narbige Verengung des Magenausgangs

Ergänzung

Defensive *(schützende)* **Faktoren:** aktive Bikarbonatsekretion (Bikarbonat neutralisiert Magensäure, die in die Schleimschicht über der Mukosaoberfläche eindringt), ausreichende Bildung von Magenschleim, gut durchblutete Magenschleimhaut, Medikamente (Magensäureblocker).
Funktionelle Dyspepsie *(Reizmagen):* Sammelbegriff für Oberbauchbeschwerden ohne fassbare organische Ursache.
Erosion: Schleimhautdefekte, die nicht die Muscularis mucosae *(Muskelschicht)* überschreiten.
Ulcus: Schleimhautdefekte, die die Muscularis mucosae durchsetzen.

6 Störungen des Ernährungs- und Verdauungssystems

6.7 Ulcus duodeni

Das **Ulcus duodeni** *(Zwölffingerdarmgeschwür)* ist 2- bis 3-mal häufiger als das Ulcus ventriculi. Männer erkranken häufiger als Frauen. Diagnosesicherung → K90

Nennen und erläutern Sie mindestens zwei Faktoren, die der Entstehung eines Ulcus duodeni zugrunde liegen.

6.7 Ulcus duodeni

Faktoren:

1. **Helicobacter pylori:** 99 % aller Patienten mit einem Ulcus duodeni und 75 % der Patienten mit einem Magenulkus weisen eine Besiedlung der Magenschleimhaut mit Helicobacter pylori auf. Die Helicobacter-Besiedlung allein führt nicht zu einem Ulkus. Es müssen also noch weitere Faktoren hinzutreten.
2. **Magensäure:** Nach wie vor gilt: „ohne Säure kein Ulkus“. Allerdings können die Magensäurespiegel durchaus normal sein.
3. **Nichtsteroidale Antirheumatika:** Hier wird die ulkusfördernde Wirkung auf eine Hemmung der schützenden Prostaglandinsynthese in der Magenschleimhaut, eine lokale Durchblutungsminderung sowie eine direkte zellschädigende Wirkung zurückgeführt.

Ergänzung

Stressulkus: Ulcus ventriculi/doudeni, das häufig bei intensivmedizinischer Behandlung auftritt, z. B. nach Polytrauma, Verbrennungen, großen Operationen, Langzeitbeatmung.
Prostaglandine: Gewebshormone, die sich von hochungesättigten C20-Fettsäuren herleiten. Die wichtigsten vom Organismus produzierten Prostaglandine sind PGE1, PGE2 und PGF2. Im Nervensystem sind Prostaglandine vor allem hemmend und fördernd an der Erregungsübertragung an den sympathischen Nervenendigungen beteiligt.

6 Störungen des Ernährungs- und Verdauungssystems

6.8 Magenkarzinom

Unter einem **Magenkarzinom** *(Magen-Ca, Magenkrebs)* wird ein maligner *(bösartiger)* epithelialer Tumor des Magens, meist Adenokarzinom, verstanden. Betrifft vor allem Männer im 50.–70. Lebensjahr. Bei Verdacht muss eine Ösophagogastroduodenoskopie mit Biopsie erfolgen.

Nennen Sie mindestens vier Risikofaktoren, die die Entstehung eines Magenkarzinoms begünstigen.

6.8 Magenkarzinom

Risikofaktoren:

1. Besiedlung des Magens mit Helicobacter pylori (H.-p.-Gastritis)
2. Familiäre Disposition (genetische Veranlagung)
3. Magenvorerkrankungen, z. B. chronische Gastritis Typ A, Magenpolypen, Magenteilresektion
4. Nikotin- und Alkoholabusus
5. Nitrosamine (karzinogene Substanzen) in der Nahrung, z. B. in Fleisch- und Wurstwaren sowie Käse, z. T. auch im Bier
6. Blutgruppe A (bei Personen mit dieser Blutgruppe wird das Magenkarzinom gehäuft angetroffen)

Ergänzung

Klinisches Bild: Typische Magensymptome gibt es nicht. Alle Symptome des Magenkarzinoms entsprechen denen gutartiger Magenleiden. Meist klagen die Betroffenen erst in späten Stadien über Abneigung gegenüber bestimmten Speisen (z. B. Fleisch), Gewichtsabnahme, Leistungsknick, Schmerzen und Übelkeit.
Karzinom: Aus Epithelgewebe hervorgegangene maligne Tumoren heißen Karzinome, wobei nochmals Adenokarzinome (Ursprung Drüsenepithel), Plattenepithelkarzinome (Ursprung Plattenepithel) und Urothelkarzinome (Ursprung Urothel) unterschieden werden.

6.9 Ileus

Der **Ileus** *(Darmverschluss)* ist ein lebensbedrohliches Krankheitsbild mit Unterbrechung der Dünn- oder Dickdarmpassage durch ein mechanisches Hindernis *(mechanischer Ileus)* oder eine Darmlähmung *(paralytischer Ileus)*.

Ergänzen Sie in der Abbildung die jeweiligen Ursachen des Ileus.

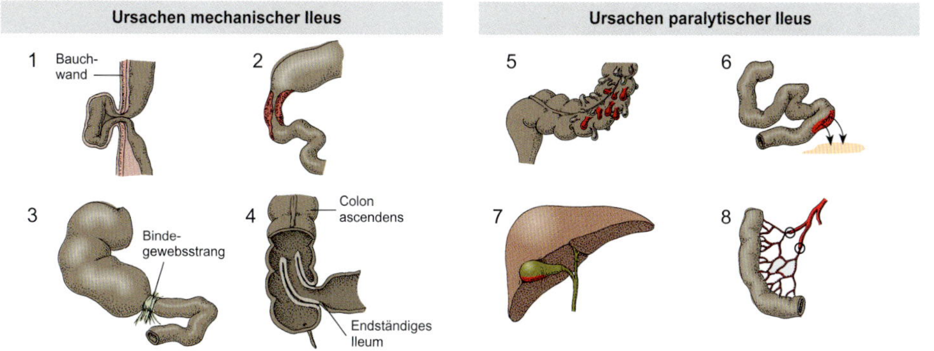

Abb. 6.4 Häufige Ursachen des mechanischen und des paralytischen Ileus. [L190]

6.9 Ileus

Ursachen eines mechanischen Ileus:

1. Hernieneinklemmung
2. Tumor/Polyp
3. Bride *(Narbenverwachsung)*
4. Invagination *(Einstülpung)*

Außerdem: Fremdkörper, Gallensteinileus bei Fistel zwischen Gallenblase und Darm.

Ursachen eines paralytischen Ileus:

5. Entzündung
6. Darmperforation *(Darmdurchbruch)*
7. Gallenblasenperforation
8. Mesenterialgefäßverschluss (Abschnürung der Gefäße mit Ischämie)

Außerdem: Peritonitis, toxisches Megakolon (bei Colitis ulcerosa), metabolisch (z. B. Hypokaliämie, Urämie), reflektorisch (z. B. postoperativ, nach Bauchtrauma).

Ergänzung

Klinisches Bild: Übelkeit, (Kot-)Erbrechen, Fieber, Meteorismus, harte Bauchdecke, Leukozytose, Tachykardie (→ K2), Volumenmangel/-schock, Zwerchfellhochstand mit Ateminsuffizienz.
Subileus: inkomplette Unterbrechung der Darmpassage mit Wanddehnung *(Dilatation)*.

6 Störungen des Ernährungs- und Verdauungssystems

6.10 Glutensensitive Enteropathie

Als **glutensensitive Enteropathie** *(einheimische Sprue des Erwachsenen, Zöliakie des Kindes)* wird eine durch **Glutenunverträglichkeit** (Getreideprotein) bedingte Schädigung der Dünndarmzotten mit Resorptionsstörung bezeichnet.
Wichtiger Schritt der Diagnostik sind **Antikörperbestimmungen** unter **glutenhaltiger Ernährung**. Weitere Maßnahmen sind eine Ösophagogastroduodenoskopie mit Biopsien aus dem Duodenum sowie ein Blutbild und die Bestimmung von TSH, Ferritin, Vitamin B_{12}, Folsäure und Vitamin D.

Ergänzen Sie die folgende Textpassage mit den unten stehenden Begriffen.

Die _____ ist eine _____. Bei Kontakt mit _____ in der _____ kommt es zu einer _____ Schädigung der _____ bis hin zur totalen _____. Beim _____ der _____ zeigen die Betroffenen mit _____ alle _____ eines _____.

Autoimmunerkrankung, Dünndarmschleimhaut, Erkrankung, Gluten, glutensensitive Enteropathie, Kalzium- und Vitaminmangelerscheinungen, Malabsorptionssyndroms, Nahrung, Symptome, T-zellvermittelten, Zottenatrophie, Vollbild

6.10 Glutensensitive Enteropathie

Die glutensensitive Enteropathie ist eine Autoimmunerkrankung. Bei Kontakt mit Gluten in der Nahrung kommt es zu einer T-zellvermittelten Schädigung der Dünndarmschleimhaut bis hin zur totalen Zottenatrophie. Beim Vollbild der Erkrankung zeigen die Betroffenen mit Kalzium- und Vitaminmangelerscheinungen alle Symptome eines Malabsorptionssyndroms.

Ergänzung

Leitsymptome: Chronisch-rezidivierende Durchfälle, Gewichtsverlust, Malabsorptionssyndrom, Eisenmangel-Anämie, Fettstühle. Bei Kindern kommt es zusätzlich zu Gedeihstörung und Minderwuchs.
Therapie: Komplette Nahrungsumstellung (Ersatz von Weizen, Roggen, Gerste, Dinkel, Hafer durch Mais, Reis, Hirse, Buchweizen, Kartoffeln, Soja). Unter glutenfreier Diät bildet sich die Zottenatrophie im Dünndarm bei über 90 % der Betroffenen zurück. Die Diät muss lebenslang gehalten werden.

6 Störungen des Ernährungs- und Verdauungssystems

6.11 Morbus Crohn

Dem **Morbus Crohn** *(Enterocolitis regionalis, sklerosierende chronische Enteritis, Ileitis terminalis)* liegt eine chronische, alle Schichten der Darmwand umfassende Entzündung zugrunde mit bevorzugter Lokalisation im terminalen Ileum und im proximalen Dickdarm. Die eigentliche Ursache ist unbekannt *(idiopathisch)*.
Die Diagnosesicherung erfolgt durch Stuhluntersuchungen, Koloskopie mit Biopsien, Sonografie des Abdomens, Blutuntersuchungen zur Abschätzung der entzündlichen Aktivität, Ösophagogastroduodenoskopie und Dünndarmdiagnostik durch MRT mit oraler Kontrastmittelgabe.

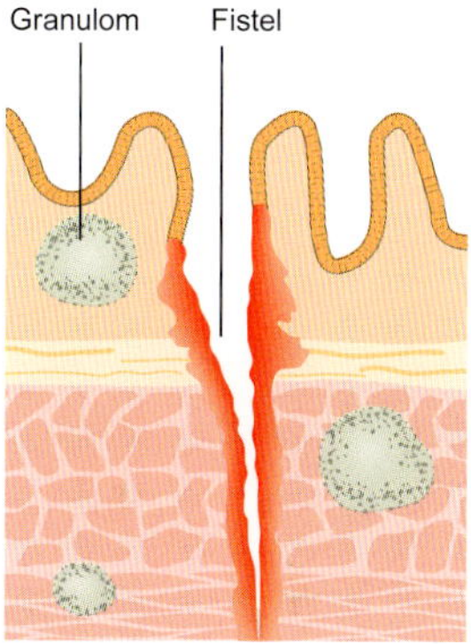

Abb. 6.5 Schematische Darstellung des Morbus Crohn. [L190]

Nennen Sie mindestens vier Symptome und vier Komplikationen des Morbus Crohn.

6.11 Morbus Crohn

Symptome:

1. Krampfartige Bauchschmerzen (je nach betroffenem Darmabschnitt)
2. Chronische Durchfälle (Diarrhö, die 3- bis 6-mal täglich auftritt, meist nicht blutig)
3. Subfebrile Temperaturen
4. Gewichtsverlust (Folge unzureichender Nahrungsaufnahme und Nährstoffresorption)
5. Extraintestinale Symptome an Haut (Aphthen, Erythema nodosum → K73), Augen (Iritis = Regenbogenhautentzündung, Uveitits = Entzündung der mittleren Augenhaut), Gelenken (Arthritis), Leber (primär sklerosierende Cholangitis → K112)

Komplikationen:

1. Fistelbildung (Fistel *[Fistula]* = röhrenförmige Verbindung zwischen Körperhöhlen bzw. Hohlorganen untereinander oder der Körperoberfläche)
2. Anorektale Abszesse (Abszess = meist bakteriell bedingte, abgegrenzte Eiteransammlung in einem Hohlraum)
3. Narbige Darmstenosen (mit Ileusgefahr)
4. Maligne Entartung (selten)
5. Amyloidose *(abnorme Anreicherung von Proteinen im Zwischenzellraum)*
6. Leber- und Pankreasentzündungen (→ K103, → K104, → K113, → K114)

6 Störungen des Ernährungs- und Verdauungssystems

6.12 Colitis ulcerosa

Die **Colitis ulcerosa** ist eine chronisch rezidivierende Dickdarmentzündung, die meist im Rektum beginnt und in Richtung Dünndarm fortschreitet. Die Erkrankung kann sowohl allmählich als auch akut beginnen.

Vervollständigen Sie die folgende Textpassage mit den unten stehenden Begriffen.

Die _____ der _____ ist unklar. Wahrscheinlich spielen _____ und _____ Faktoren eine Rolle. Die _____ betrifft bei der _____ im Gegensatz zum _____ nur die _____ und nicht die übrigen _____. Das _____ ist selten _____.

Colitis ulcerosa, Darmwandschichten, Entzündung, Erkrankung, genetische, immunologische, Ileum, mitbefallen, Morbus Crohn, Schleimhaut, Ursache

6.12 Colitis ulcerosa

Die Ursache der Erkrankung ist unklar. Wahrscheinlich spielen genetische und immunologische Faktoren eine Rolle. Die Entzündung betrifft bei der Colitis ulcerosa im Gegensatz zum Morbus Crohn nur die Schleimhaut und nicht die übrigen Darmwandschichten. Das Ileum ist selten mitbefallen.

Ergänzung

Symptome: blutig-schleimige Durchfälle, Bauchschmerzen, evtl. Fieber.
Komplikationen: Blutungen, selten Stenosen. Die gefährlichste Akutkomplikation ist das toxische Megakolon (massive Erweiterung des Darmlumens durch Schädigung der Darmwandnerven mit Peritonitis und Perforationsgefahr). Nach 10- bis 20-jähriger Krankheitsdauer kann sich ein kolorektales Karzinom entwickeln. Als einzig kurative Therapie gilt die totale Kolektomie. Extraintestinale Symptome sind seltener als beim M. Crohn (→ K95).

PFLEGEHINWEISE

Allgemeine prä- und postoperative Pflegemaßnahmen. Bei Stomaanlage Beobachtung und Kontrolle der peristomalen Haut und Schleimhaut, Ausscheidung (Menge, Farbe, Konsistenz, Beimengungen) und Stomaaussehen. Auswahl eines geeigneten Versorgungssystems. Beratung zur Ernährungsumstellung (Verträglichkeit ausprobieren).

6 Störungen des Ernährungs- und Verdauungssystems

6.13 Dickdarmdivertikulose

Bei einer **Dickdarmdivertikulose** handelt es sich um zahlreiche Divertikel, meist falsche Divertikel im Dickdarm, vor allem in Colon descendens und Colon sigmoideum. Die Häufigkeit von Dickdarmdivertikeln nimmt im höheren Lebensalter zu.

Erläutern Sie anhand der Abbildung die Krankheitsentstehung der Dickdarmdivertikulose.

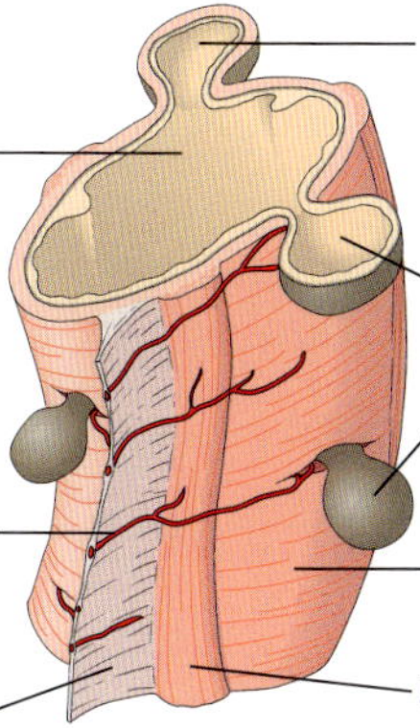

Abb. 6.6 Echte und falsche Kolondivertikel. [L190]

6.13 Dickdarmdivertikulose

Krankheitsentstehung der Dickdarmdivertikulose:

Dickdarmdivertikel entstehen durch eine **Darmwandschwäche** in Kombination mit erhöhtem **Darminnendruck** bei Obstipation. Die Darmschleimhaut stülpt sich durch Gefäßlücken der muskulären Darmwand nach außen (falsche Divertikel). Begünstigend wirken Adipositas, ballaststoffarme Kost, Bewegungsmangel, z. B. bei vorwiegend sitzender Tätigkeit. Zwei Drittel aller Divertikel treten im Colon sigmoideum *(Sigma)* auf.

Ergänzung

Dickdarmdivertikulitis: Entzündung der Wand und meist auch der Umgebung eines Dickdarmdivertikels.
Colon descendens: absteigender Grimmdarm, der an der seitlichen Bauchwand abwärts verläuft.
Colon sigmoideum *(Sigma):* S-förmige Krümmung des Grimmdarms, der den letzten Kolonabschnitt darstellt.
Divertikel → K86

6 Störungen des Ernährungs- und Verdauungssystems

6.14 Reizdarmsyndrom

Ein **Reizdarmsyndrom** *(Colon irritabile, irritabler Darm, spastisches Kolon, Reizkolon)* ist eine funktionelle Darmstörung (Störung der Darmmotilität) ohne fassbare organische Ursache. Der Altersgipfel liegt bei 30–40 Jahren, Frauen sind häufiger betroffen als Männer.

Vervollständigen Sie die folgende Textpassage mit den unten stehenden Begriffen.

_____ für das _____ sind _____ auftretende _____ wechselnder _____ und Lokalisation. Die _____ treten nie _____ auf, _____ bringt meist _____. Hinzu kommen _____ oder _____ sowie _____ des _____.

abdominales Völlegefühl, Bauchschmerzen, Blähungen, Erleichterung, nachts, Reizkolon, Schmerzen, Stärke, Stuhlgang, Stuhlgangs, typisch, unregelmäßig, Veränderungen

6.14 Reizdarmsyndrom

Typisch für das Reizkolon sind unregelmäßig auftretende Bauchschmerzen wechselnder Stärke und Lokalisation. Die Schmerzen treten nie nachts auf, Stuhlgang bringt meist Erleichterung. Hinzu kommen Blähungen oder abdominales Völlegefühl sowie Veränderungen des Stuhlgangs.

Ergänzung

Pathogenese: Die Ursache des Reizdarmsyndroms ist nach wie vor unklar. Es wird den psychosomatischen Erkrankungen zugerechnet, da es seine Ursache häufig in einer psychischen Störung mit vegetativer Fehlregulation hat. Beschwerden treten verstärkt nach Ärger oder Stress auf. Eine Überlappung mit **funktioneller Dyspepsie** (Sammelbegriff für funktionelle Oberbauchbeschwerden ohne fassbare organische Ursache) ist möglich.
Therapie: Kostveränderung (z. B. ballaststoffreiche Mahlzeiten), körperliche Bewegung und psychotherapeutische Beratung. Arzneimittel (z. B. Prokinetika = Wirkstoffe zur Erhöhung der Peristaltik) werden symptomorientiert eingesetzt.

6 Störungen des Ernährungs- und Verdauungssystems

6.15 Diarrhö

Von einer **Diarrhö** *(Durchfall)* wird gesprochen, wenn mehr als drei Stuhlentleerungen am Tag auftreten, wenn die Stuhlkonsistenz verflüssigt ist (Wassergehalt › 75 %) oder wenn die Stuhlmenge vermehrt ist (› 250 g/Tag).

Nennen Sie mindestens sechs Ursachen einer Diarrhö.

6.15 Diarrhö

Ursachen einer Diarrhö:

1. Infektionen (z. B. E. coli, Salmonellen, Shigellen, Rotavirus)
2. Lebensmittelvergiftungen durch bakterielle Toxine (z. B. Staphylococcus aureus)
3. Antibiotikatherapie (z. B. Ampicillin, Cephalosporine)
4. Andere Medikamente (z. B. Zytostatika, Laxanzien = Abführmittel)
5. Nahrungsmittelallergie
6. Chronisch entzündliche Darmerkrankungen (M. Crohn → K95, Colitis ulcerosa → K96)
7. Kolonkarzinom
8. Reizdarmsyndrom
9. Hormonelle Ursachen (z. B. Hyperthyreose → K121, Karzinoid = neuroendokriner Tumor)
10. Pankreasinsuffizienz → K114
11. Autonome Neuropathie (z. B. bei Diabetes mellitus → K128)

Ergänzung

Die akute Diarrhö wird von der chronischen unterschieden, die länger als zwei Wochen anhält.
Therapie: Wichtigste therapeutische Maßnahme ist die Flüssigkeits- und Elektrolytsubstitution. Besonders Säuglinge und Kleinkinder sind durch eine Dehydratation gefährdet. Eine infektiöse Diarrhö wird je nach Erreger mit Antibiotika behandelt.

6 Störungen des Ernährungs- und Verdauungssystems

6.16 Kolorektales Karzinom

Das **kolorektale Karzinom** *(Kolon-Rektum-Karzinom, KRK, Dickdarm- bzw. Mastdarmkarzinom)*, ein Adenokarzinom *(bösartiger Tumor aus Drüsengewebe)*, ist in Deutschland bei Männern die dritthäufigste und bei Frauen die zweithäufigste maligne Erkrankung.

Diagnoseentscheidend ist die Koloskopie mit Biopsieentnahme. Nach Diagnosesicherung erfolgen Oberbauchsonografie, Röntgenaufnahme des Thorax oder CT. Beim Rektumkarzinom werden außerdem Rektoskopie, CT oder MRT des Beckens und Endosonografie durchgeführt.

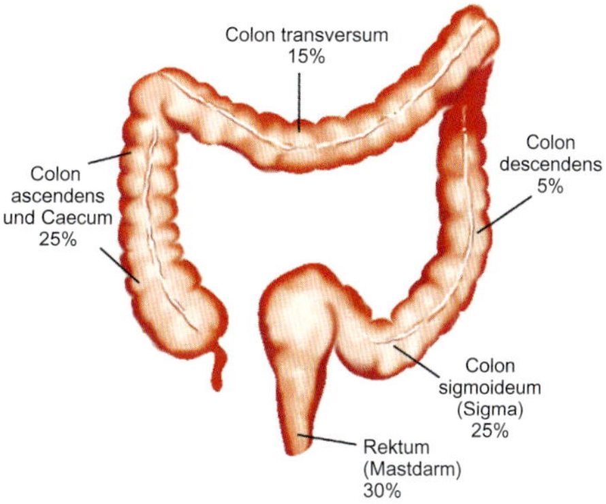

Abb. 6.7 Häufigkeitsverteilung der Karzinome in Dickdarm und Rektum. [G962]

Nennen Sie mindestens vier Symptome eines kolorektalen Karzinoms.

6.16 Kolorektales Karzinom

Symptome eines kolorektalen Karzinoms:

1. Blutbeimischung im Stuhl
2. Änderung der Stuhlgewohnheiten (z. B. Obstipation und Diarrhö im Wechsel)
3. Leistungsminderung, Müdigkeit
4. Chronische Blutungsanämie (→ K163)
5. Beschwerden eines Ileus (→ K93)
6. Gewichtsverlust
7. Schmerzen im Abdomen
8. Unwillkürlicher Abgang von Stuhl und Winden

Ergänzung

Prävention: Eine gesunde Ernährung mit reichlich Obst und Gemüse, aber wenig (rotem) Fleisch und tierischen Fetten kann der Entstehung vorbeugen. Ab dem 50. Lebensjahr sollte jährlich ein Hämoccult-Test zur Suche nach Blut im Stuhl durchgeführt werden. Ab dem 55. Lebensjahr wird eine Koloskopie empfohlen, die alle zehn Jahre wiederholt werden sollte.

PFLEGEHINWEISE

Kolonresektion: allg. prä- und postoperative Maßnahmen; Kontrolle, Beobachtung und Versorgung der Wunddrainagen, Katheter sowie Stomaanlage. Langsamer Kostaufbau, Ernährungsberatung.

6 Störungen des Ernährungs- und Verdauungssystems

6.17 Peritonitis

Die **Peritonitis** *(Bauchfellentzündung)* ist ein lebensbedrohliches Krankheitsbild mit einer Letalität von bis zu 30 %. Sie wird durch belebte (z. B. Bakterien, Viren) oder unbelebte Ursachen (z. B. chemisch-toxische Substanzen) hervorgerufen.

Füllen Sie die rechte Spalte der Tabelle aus.

Klassifikation	Krankheitsentstehung
Abakterielle Peritonitis (chemisch-toxische Peritonitis)	
Durchwanderungsperitonitis (bakterielle Peritonitis)	
Perforationsperitonitis (bakterielle Peritonitis)	

Tab. 6.2 Formen der Peritonitis.

Klassifikation	Krankheitsentstehung
Abakterielle Peritonitis (chemisch-toxische Peritonitis)	Bedingt durch sterile Substanzen wie etwa Blut oder Galle, Pankreassaft sowie Strahlen, z. B. Strahlenkolitis
Durchwanderungsperitonitis (bakterielle Peritonitis)	Hervorgerufen durch eine bakteriell bedingte Schädigung der Wand von Hohlorganen, z. B. Darminfarkt, Appendizitis, Divertikulitis (→ K97)
Perforationsperitonitis (bakterielle Peritonitis)	Entsteht nach Perforation eines bakteriell kontaminierten Hohlorgans, z. B. eines entzündeten Appendix, perforiertes Ulkus

Tab. 6.2 Formen der Peritonitis.

Ergänzung

Patienten mit Peritonitis werden intensivmedizinisch überwacht. Häufig kommt es zu Elektrolytentgleisungen und zum hypovolämischen Schock *(Schock durch Verminderung der Blutmenge)*. Massive Volumensubstitution ist erforderlich.
Chronische Peritonitis: chronische Bauchfellentzündung, die aus einer akuten bakteriellen Peritonitis hervorgeht oder auch abakteriell bedingt ist.
Ulkusperforation: Nekrose der Wandabschnitte eines Hohlorgans durch ein Geschwür.

7 Leber-, Gallen-, Pankreas- sowie Stoffwechselerkrankungen

7.1 Ikterus

Als **Ikterus** *(Gelbsucht)* wird die Gelbfärbung von Haut, Schleimhäuten und Skleren *(die Lederhäute des Auges)* durch eine Erhöhung des Bilirubins (Abbauprodukt des Häms) im Serum über 2 mg/dl mit nachfolgendem Bilirubinübertritt in das Gewebe bezeichnet.

Nennen und erläutern Sie mindestens zwei Ikterusformen.

Ikterusformen:

1. **Prähepatischer Ikterus (Überproduktionsikterus, nichthepatischer Ikterus):** Durch erhöhten Abbau roter Blutkörperchen (hämolytischer Ikterus, Hämolyse). Die Leber kann das vermehrt anfallende Bilirubin nicht bewältigen und das indirekte Bilirubin im Blut steigt an.
2. **Intrahepatischer Ikterus (Parenchymikterus):** Hervorgerufen durch krankhafte Veränderungen der Leberzellen, etwa bei Vergiftungen, Leberentzündung oder Leberzirrhose. Dabei können die Aufnahme des indirekten Bilirubins aus dem Blut in die Leberzelle, die einzelnen Stoffwechselschritte oder die Ausscheidung des direkten Bilirubins in die Gallenwege einzeln oder in Kombination gestört sein. (**Parenchym** → K132)
3. **Posthepatischer Ikterus (Verschlussikterus, obstruktiver Ikterus):** Durch Verlegung der Gallenwege mit Gallenabflussstörung, z. B. durch Gallensteine oder Tumoren, kann das von den Leberzellen ausgeschiedene direkte Bilirubin nicht abfließen, sondern staut sich zurück und steigt im Blut an.

Ergänzung

Indirektes Bilirubin (freies Bilirubin, unkonjugiertes Bilirubin) ist im Blut an Albumin gebunden (nicht harngängig) und entsteht aus dem Hämoglobinabbau. Es muss zur Ausscheidung in der Leber glukuronidiert (Reaktion mit Glukuronsäure) werden. Direktes Bilirubin (konjugiertes Bilirubin) wurde bereits in der Leber glukuronidiert und ist somit harngängig.

7 Leber-, Gallen-, Pankreas- sowie Stoffwechselerkrankungen

7.2 Akute Virushepatitis

Die **akute Virushepatitis** ist eine nicht eitrige Leberentzündung, die durch Hepatitis-Viren A–G hervorgerufen wird. Virushepatitiden sind ansteckend und **meldepflichtig.** Nach Anamnese und Untersuchungen folgen Blutuntersuchungen (v. a. Leberwerte, Hepatitis-Serologie = Laboruntersuchungen auf Bestandteile der Hepatitis-Viren und Antikörper) und Sonografie des Abdomens.

Füllen Sie die rechte Spalte der Tabelle aus.

Hepatitis-Typ	Übertragungsweg
Hepatitis A (epidemische Virushepatitis)	
Hepatitis B	
Hepatitis C	
Hepatitis D (Hepatitis Delta)	
Hepatitis E	
Hepatitis G	

Tab. 7.1 Hepatitis-Typen.

Hepatitis-Typ	Übertragungsweg
Hepatitis A (epidemische Virushepatitis)	Fäkal-oral durch Schmierinfektion
Hepatitis B	Parenteral, sexuell, perinatal
Hepatitis C	Parenteral, sexuell, perinatal
Hepatitis D (Hepatitis Delta)	Parenteral, sexuell, perinatal
Hepatitis E	Fäkal-oral
Hepatitis G	Parenteral, sexuell

Tab. 7.1 Hepatitis-Typen.

Ergänzung

Klinisches Bild: Die Symptome der einzelnen Virushepatitiden sind ähnlich: Prodromalphase (präikterisches Stadium) mit Appetitlosigkeit, Erbrechen, Durchfall, grippeähnlichen Symptomen; Krankheitsphase (ikterisches Stadium) evtl. mit Ikterus mit braun gefärbtem Urin, Lebervergrößerung und Rekonvaleszenzphase/Reparationsphase (postikterisches Stadium) mit uncharakteristischen Beschwerden wie Abgeschlagenheit und Müdigkeit.
Prophylaxe: Eine Impfung gegen Hepatitis A und B ist möglich, eine Impfung gegen Hepatitis C, E und G existiert nicht. Hier kann nur eine Expositionsprophylaxe erfolgen.

7 Leber-, Gallen-, Pankreas- sowie Stoffwechselerkrankungen

7.3 Chronische Hepatitis

Die **chronische Hepatitis** *(chronische Leberentzündung)* ist ein Sammelbegriff für entzündliche Lebererkrankungen unterschiedlicher Krankheitsentstehung, die länger als sechs Monate andauern.

Nennen und erläutern Sie mindestens drei Ursachen der chronischen Hepatitis.

7.3 Chronische Hepatitis

Ursachen einer chronischen Hepatitis:

1. **Virusbedingte chronische Hepatitis:** infolge einer Hepatitis B-, C- oder D-Infektion. Sie ist die weltweit häufigste Ursache der chronischen Hepatitis.
2. **Autoimmunhepatitis:** betrifft vor allem jüngere Frauen und tritt gehäuft bei bestimmten HLA-Typen (HLA = Human Leucocyte Antigen) auf (HLA-Antigene, die sich auf den Zellmembranen aller kernhaltigen Körperzellen befinden). Als Auslöser gelten Arzneimittel, genetische Faktoren, Herpesviren und Hepatitisviren.
3. **Stoffwechselkrankheiten:** bei Erwachsenen sind das die Hämochromatose (autosomal-rezessiv vererbte Eisenstoffwechselstörung), der Morbus Wilson (autosomal-rezessiv vererbte Kupferstoffwechselstörung) und der α_1-Antitrypsin-Mangel (erblicher Enzymmangel).
4. **Exogen-toxische chronische Hepatitis:** bedingt durch Arzneimittel (z. B. Zytostatika, Immunsuppressiva) oder Chemikalien (z. B. Nahrungsmittelzusatzstoffe).

Ergänzung

Klinisches Bild: Vor allem uncharakteristische Beschwerden, wie z. B. Müdigkeit, verminderte Leistungsfähigkeit sowie Völle- und Druckgefühl im Oberbauch. Es kommt zur Leberzirrhose (→ K106), die zur portalen Hypertension (Pfortaderhochdruck) mit Aszites *(Bauchwassersucht)*, Ösophagusvarizen (Ausweitung der Venen im unteren Ösophagusabschnitt) und Blutungsneigung führt. Ein hepatozelluläres Karzinom (→ K108) tritt gehäuft auf.

7 Leber-, Gallen-, Pankreas- sowie Stoffwechselerkrankungen

7.4 Fettleber

Als **Fettleber** *(Steatohepatitis)* wird die Ablagerung von Triglyzeriden *(Neutralfette)* in über 50 % der Leberzellen *(Hepatozyten)* bezeichnet. Sie kommt bei ca. 20 % der Bevölkerung vor.

Erläutern Sie die Pathogenese (Krankheitsentstehung) der Alkohol-Fettleber.

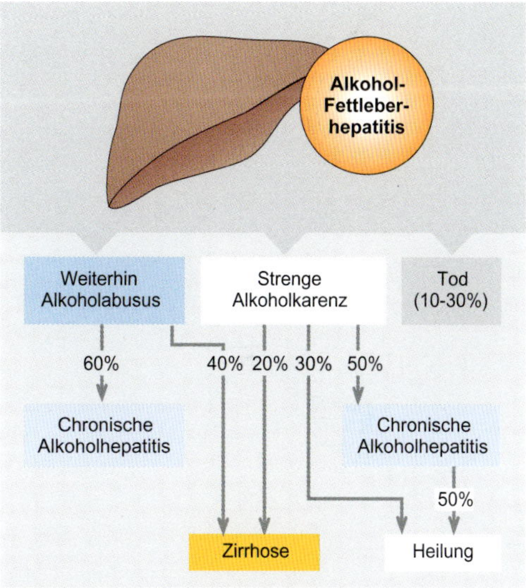

Abb. 7.1 Komplikationen der Alkohol-Fettleber-hepatitis. [L157]

!

Pathogenese (Krankheitsentstehung) der Alkohol-Fettleber:

Beim Alkoholabbau *(Alkoholoxidation)* kommt der Leber eine zentrale Rolle zu. Insbesondere bei regelmäßiger Zufuhr größerer Alkoholmengen kommt es zu erheblichen Stoffwechselveränderungen der Leber:

1. Vermehrter Anfall von Azetaldehyd, das zu Azetat (Essigsäure) umgewandelt wird und die Leberzelle über mehrere Mechanismen schädigt (z. B. Schädigung der Mikrotubuli und Mitochondrien) sowie zu einer vermehrten Bildung von Bindegewebe führt *(Fibrosierung)*
2. Verminderter Fettsäureabbau und gesteigerte Fettsäuresynthese mit der Folge einer zunehmenden Leberverfettung und -vergrößerung *(Hepatomegalie)*
3. Verringerte Glukoneogenese *(Glukoseneubildung)*, dadurch Hypoglykämiegefahr (→ K130)

Ergänzung

Die alkoholtoxischen Leberschäden werden in drei Stadien unterteilt:

1. Reine Fettleber: ohne entzündliche Reaktion
2. Alkohol-Fettleberhepatitis: mit entzündlich-nekrotischen Leberveränderungen
3. Mikronoduläre Leberzirrhose: mit Regeneratknoten (→ K106) bis 3 mm Durchmesser

Alkohol-Fettleberhepatitis: Bei einer bestehenden Fettleber kommt es insbesondere nach Alkoholexzessen zur Alkohol-Fettleberhepatitis *(alkoholische Steatohepatitis)* mit entzündlich-nekrotischen Leberveränderungen.

7 Leber-, Gallen-, Pankreas- sowie Stoffwechselerkrankungen

7.5 Leberzirrhose

Unter der **Leberzirrhose** *(Schrumpfleber)* wird eine irreversible Zerstörung der Leberläppchen und der Gefäßstruktur der Leber verstanden, einhergehend mit knotig-narbigem Umbau (Regeneratknoten) des Organs. Sie gilt als mögliches Endstadium aller Lebererkrankungen. Altersgipfel 50.–60. Lebensjahr, Männer häufiger betroffen als Frauen. Diagnose und Schweregradeinteilung erfolgen durch Sonografie, Duplex-Sonografie, Blutuntersuchungen, Elastografie (ultraschallbasierte Messung der Lebersteife), CT, Laparoskopie und Leberbiopsie.

Benennen Sie anhand der Abbildung die Leitsymptome der Leberzirrhose.

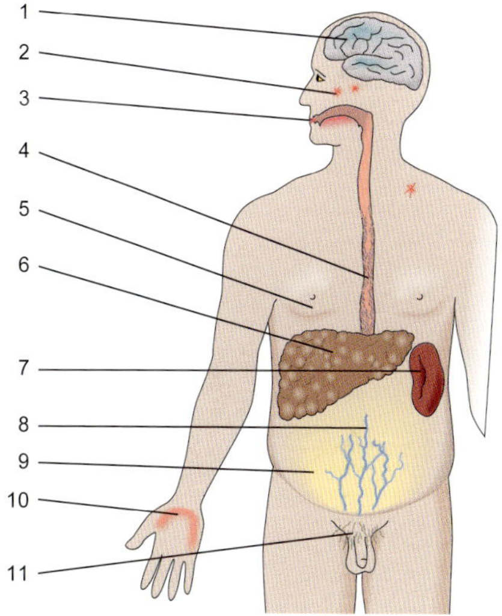

Abb. 7.2 Typische Symptome der Leberzirrhose. [L190]

7.5 Leberzirrhose

1. Hepatische Enzephalopathie (→ K107)
2. Spider naevi *(Gefäßsternchen der Haut)*
3. Lacklippen, -zunge (glatte und rote Zunge)
4. Ösophagusvarizen *(Krampfadern der Speiseröhre)*
5. Gynäkomastie *(Brustbildung beim Mann)*
6. Bindegewebiger Umbau der Leber, Pfortaderhochdruck (portale Hypertension)
7. Milzvergrößerung *(Splenomegalie)*
8. Caput medusae *(Gefäßerweiterungen in der Nabelgegend)*
9. Aszites *(Bauchwassersucht)*
10. Palmar- und Plantarerythem *(Rötung der Handflächen und der Fußsohlen)*
11. Reduzierte Bauch- und Schambehaarung (Bauchglatze)

Ergänzung

Durch den fibrotischen *(bindegewebigen)* Umbau des Leberparenchyms kommt es zur portalen Hypertension, das Blut staut sich vor der Leber. Das Pfortaderblut fließt über Umgehungskreisläufe zum Herzen. Diese finden sich am Ösophagus (Ösophagusvarizen), an der Bauchhaut (Caput medusae), am After (Hämorrhoiden). Zudem wird Flüssigkeit ins Abdomen abgepresst (Aszites). Endet häufig im Leberversagen; begünstigt hepatozelluläres Karzinom (→ K108).
Krankheitsursachen: chronische Rechtsherzinsuffizienz, chronischer Alkoholabusus, chronische Virushepatitis, arzneimittelbedingte Leberschäden.

7 Leber-, Gallen-, Pankreas- sowie Stoffwechselerkrankungen

7.6 Leberkoma

Als **Leberkoma** *(Coma hepaticum, hepatisches Koma)* wird eine schwere Bewusstseinsstörung bis zur tiefen Bewusstlosigkeit durch Ausfall der Entgiftungsfunktion der Leber und dem damit bedingtem Anfall neurotoxischer Stoffe im Blut bezeichnet.

Erklären Sie kurz, was man unter dem endogenen und dem exogenem Leberkoma versteht.

7.6 Leberkoma

1. **Exogenes Leberkoma** *(Leberausfallkoma):* ausgelöst durch zusätzliche exogene Belastungen des Organismus, wie z. B. Alkohol, gastrointestinale Blutung, hohe Eiweißzufuhr oder Infektionen.
2. **Endogenes Leberkoma** *(Leberzellkoma):* entsteht durch massiven Leberzelluntergang *(Leberzellnekrose)* etwa im Rahmen einer fulminanten Hepatitis oder von Vergiftungen.

Ergänzung

Im Leberkoma hat der Patient einen „foetor hepaticus“, d. h. der Atem riecht nach frischer Leber.
Hepatische Enzephalopathie (postsystemische Enzephalopathie, PSE): Verschiedene neurologische und psychische Auffälligkeiten des Kranken, die vor allem durch einen Anstieg von Ammoniak und anderen Eiweißabbauprodukten im Blut bedingt sind.
Hepatorenales Syndrom: Bei Patienten mit einer schweren Leberzirrhose kann es zu einer Vasokonstriktion *(Engstellung der Gefäße)* der Nierengefäße mit nachfolgendem Nierenversagen kommen. Typ 1 verläuft akut mit höherer Letalität, Typ 2 langsam.
Ammoniak: Zellgift, das im Rahmen des Eiweißstoffwechsels gebildet wird und in der Leber zu Harnstoff abgebaut wird.
Enzephalopathie → K54

7 Leber-, Gallen-, Pankreas- sowie Stoffwechselerkrankungen

7.7 Tumoren der Leber

Man differenziert bei den **Tumoren der Leber** die benignen (z. B. Hämangiome = gutartige Blutgefäßtumoren) und die malignen Lebertumoren (z. B. Lebermetastasen, Angiosarkom).

Vervollständigen Sie die folgende Textpassage mit den unten stehenden Begriffen.

_____ (HCC) sind primäre _____ und treten am häufigsten auf dem _____ einer _____ auf. Sie betreffen _____ dreimal häufiger als _____. Die Betroffenen sind _____, nehmen an _____ ab und klagen über _____ sowie _____. Es kann sich ein _____ entwickeln und die _____ ist meist _____ und _____.

Aszites, Boden, Frauen, hart, hepatozelluläre Karzinome, ikterisch, Leber, Leberkarzinome, Leberzirrhose, Männer, Müdigkeit, Oberbauchbeschwerden, vergrößert, Gewicht

7.7 Tumoren der Leber

Hepatozelluläre Karzinome (HCC) sind primäre Leberkarzinome und treten am häufigsten auf dem Boden einer Leberzirrhose auf. Sie betreffen Männer dreimal häufiger als Frauen. Die Betroffenen sind ikterisch, nehmen an Gewicht ab und klagen über Müdigkeit sowie Oberbauchbeschwerden. Es kann sich ein Aszites entwickeln und die Leber ist meist vergrößert und hart.

Ergänzung

Lebermetastasen: Die häufigsten bösartigen (malignen) Tumoren in der Leber, die solitär *(einzeln)* oder multipel auftreten können. Das Kolon- sowie das Mamma-Karzinom metastasieren häufig in die Leber. Solitäre Metastasen können chirurgisch entfernt werden. Von einer **Metastasenleber** spricht man, wenn die Leber von Tumorknoten übersät ist.
Risikofaktoren: Alkoholabusus, Infektion mit Hepatitis-B- und -C-Viren, Leberzirrhose, Aflatoxine *(leberschädigende Pilzgifte)* des Schimmelpilzes Aspergillus flavus.

PFLEGEHINWEISE

Bei Leberteilresektion: Neben den allgemeinen prä- und postoperativen Maßnahmen ist besonders auf die Überwachung der Wunddrainagen, Katheter, Vitalzeichen, Hautfarbe, Juckreiz, Blutungzeichen und Schmerzen des Patienten zu achten. Bilanzierung und Messung des Körpergewichts und Bauchumfangs (Aszites). Langsamer Kostaufbau, Ernährungsberatung.

7 Leber-, Gallen-, Pankreas- sowie Stoffwechselerkrankungen

7.8 Leberzysten

Angeborene oder erworbene Hohlräume im Lebergewebe *(Leberparenchym)*, die häufig mit Flüssigkeit angefüllt sind, werden als **Leberzysten** bezeichnet.

Vervollständigen Sie die folgende Textpassage mit den unten stehenden Begriffen.

_____ bereiten dem Betroffenen meist keine _____ und sind häufig ein _____. Sie bedürfen einer Behandlung, wenn aufgrund ihrer Lage Komplikationen zu erwarten sind. Bei den _____ sind vor allem die _____ bedeutsam, die durch eine _____ von _____ verursacht werden.

angeborene Leberzysten, Beschwerden, Echinokokkuszysten, erworbenen Leberzysten, Fuchsbandwurmeiern, orale Aufnahme, Zufallsbefund

7.8 Leberzysten

Angeborene Leberzysten bereiten dem Betroffenen meist keine Beschwerden und sind häufig ein Zufallsbefund. Sie bedürfen einer Behandlung, wenn aufgrund ihrer Lage Komplikationen zu erwarten sind. Bei den erworbenen Leberzysten sind vor allem die Echinokokkuszysten bedeutsam, die durch eine orale Aufnahme von Fuchsbandwurmeiern verursacht werden.

Ergänzung

Solitäre Leberzysten: Ca. 5 % aller Menschen haben solitäre Leberzysten ohne pathologische Begleiterscheinungen. Sie sind häufig ein Zufallsbefund in der Sonografie.
Alveoläre Echinokokkose: Der Erreger (*Echinococcus multilocularis* = Fuchsbandwurm) wird durch Füchse übertragen. Die Echinokokkose breitet sich in der Leber infiltrativ aus, ähnlich einem malignen Tumor. Er muss operativ entfernt werden, es folgt eine Therapie mit Mebendazol oder Albendazol.

7 Leber-, Gallen-, Pankreas- sowie Stoffwechselerkrankungen

7.9 Cholelithiasis

Als **Cholelithiasis** *(Gallensteinkrankheit, Gallensteinleiden)* wird die Bildung von Konkrementen in der Gallenblase *(Cholezystolithiasis)* und/oder den Gallengängen *(Choledocholithiasis)* bezeichnet. In 80 % der Fälle verläuft die Erkrankung symptomlos (stumme Steine). Die Ursachen sind hoher Cholesteringehalt der Galle, Übergewicht, erbliche Faktoren, Medikamente (z. B. Östrogene) und ballaststoffarme Nahrung.
Gallensteine lassen sich mittels Sonografie feststellen. Weitere Untersuchungen, wie etwa Blutuntersuchungen (z. B. Entzündungs- und Leberwerte), Urinuntersuchung, Röntgenaufnahme des Thorax und Abdomens, können zur Erfassung von Komplikationen sinnvoll sein.

Nennen und erläutern Sie mindestens vier Komplikationen der Cholelithiasis.

7.9 Cholelithiasis

Komplikationen der Gallensteinkrankheit:

1. Bei Einklemmung des Steines im Ductus choledochus *(Hauptgallengang)* kommt es zum Verschlussikterus (→ K102) mit Gelbfärbung der Haut, entfärbtem Stuhl und Dunkelfärbung des Urins.
2. Bei Einklemmung des Steins im Bereich der Papille oder wenn dieser bei seiner Passage das Pankreas verletzt, droht eine akute Pankreatitis (→ K113).
3. Gallensekretstau begünstigt bakterielle Cholezystitis (→ K111) und Cholangitis (→ K112).
4. Bei gleichzeitiger Entzündung können Steine perforieren oder penetrieren und zu einer Peritonitis, Leberabzessen und zum Gallensteinileus (Darmverschluss → K93) führen.
5. Bei Cholezystitis (→ K111) und Gallenblasenempyem *(Eiteransammlung in der Gallenblase)* kann durch Erreger in die Blutbahn ein schweres septisches Krankheitsbild entstehen.
6. Verschließt der Stein den Ductus cysticus, können in der Gallenblase gebildeter Schleim und die Galle nicht abfließen und sammeln sich in der Gallenblase an (→ Gallenblasenhydrops).

Ergänzung

Leitsymptom: Gallenkolik (heftige, krampfartige Schmerzen im rechten Oberbauch), wird meist durch die Passage eines Steines durch den Ductus cysticus ausgelöst.
Leberabszess: Entzündung und Einschmelzung von Lebergewebe mit Fieber, Schüttelfrost und Schmerzen in der Lebergegend.

7 Leber-, Gallen-, Pankreas- sowie Stoffwechselerkrankungen

7.10 Cholezystitis

Bei der **Cholezystitis** handelt es sich um eine Entzündung der **Gallenblase** *(Vesica fellea)*, meist bei bestehendem **Gallensteinleiden** *(Cholelithiasis)*.

Füllen Sie die rechte Spalte der Tabelle aus.

Einteilung	Klinisches Bild
Akute Choleszystitis	
Chronische Choleszystitis	

Tab. 7.2 Klassifikation der Cholezystitis.

7.10 Cholezystitis

Einteilung	Klinisches Bild
Akute Choleszystitis	Die Betroffenen haben Schmerzen im rechten Oberbauch, Übelkeit, Erbrechen, Fieber, Schüttelfrost und Ikterus. Rezidive der Erkrankung sind möglich
Chronische Choleszystitis	Hauptsymptome sind Beschwerden nach Verzehr von bestimmten Nahrungsmitteln (z. B. Eier, fettreiche Speisen, Kaffee), Oberbauchdruck oder -schmerz sowie Koliken und Meteorismus

Tab. 7.2 Klassifikation der Cholezystitis.

Ergänzung

Komplikationen: Hauptkomplikationen sind Perforation der Gallenblasenwand mit Gefahr eines Gallensteinileus oder einer galligen Peritonitis (→ K101), Penetration, z. B. in die Leber, Gallenblasenempyem (Eiteransammlung in der Gallenblase), Sepsis *(Blutvergiftung)* und Verkalkung der Gallenblasenwand (sog. Porzellangallenblase).
Meteorismus *(Blähungen):* Luft- und Gasansammlung im Darm, z. B. bei Leberzirrhose, Peritonitis (→ K101) und Verdauungsstörungen.

7 Leber-, Gallen-, Pankreas- sowie Stoffwechselerkrankungen

7.11 Cholangitis

Der **Cholangitis** liegt eine Entzündung der (intra- und extrahepatischen) Gallenwege (Gallengänge) zugrunde, in der Regel hervorgerufen durch Gallenabflussbehinderung mit nachfolgender bakterieller Besiedlung der gestauten Galle.

Erklären Sie, was man unter der Charcot-Trias versteht.

7.11 Cholangitis

Charcot-Trias:

Die Cholangitis ist durch rechtseitige kolikartige Oberbauchschmerzen, Fieber mit Schüttelfrost und Ikterus *(Gelbsucht)* gekennzeichnet (= typische Dreifach-Symptomkombination, die als Charcot-Trias bezeichnet wird). Komplikationen sind Sepsis, Gallenblasenempyem (Eiteransammlung in der Gallenblase) und Leberabszess (→ K110).

Ergänzung

Gallenblasenkarzinom: Bei Tumoren der Gallenblase handelt es sich zumeist um Adenokarzinome *(aus Drüsenepithel hervorgegangene maligne Tumoren)*. Sie sind selten und entstehen meist bei Patienten mit Gallensteinen (→ K110).

Chronische nicht eitrige destruierende *(destruieren = zerstören)* **Cholangitis:** Chronisch fortschreitende, nicht eitrige Entzündung der kleinen intrahepatischen Gallengänge; fraglich autoimmunologisch bedingt.

Primär biliäre Zirrhose (PBC): Endstadium einer chronischen nicht eitrigen destruierenden (zerstörenden) Cholangitis. Die Betroffenen haben uncharakteristische Oberbauchbeschwerden und Juckreiz. Betrifft zu 90 % Frauen und ist eine Sonderform der Leberzirrhose.

Primär sklerosierende Cholangitis (PSC): Ursächlich unklare Entzündung der Gallenwege, die bis zur Leberzirrhose fortschreitet. Häufig bei Patienten mit Colitis ulcerosa; meist Männer zwischen 30 und 50 Jahren betroffen.

7 Leber-, Gallen-, Pankreas- sowie Stoffwechselerkrankungen

7.12 Akute Pankreatitis

Der **akuten Pankreatitis** liegt eine Entzündung der Bauchspeicheldrüse mit **Autolyse** *(Autodigestion, Selbstverdauung)* des Organs durch aktive Pankreasenzyme zugrunde. Charakteristisch sind Dauerschmerzen im Oberbauch, die in den Rücken ausstrahlen, Übelkeit, Erbrechen, Fieber und Ileus (→ K93).
Diagnosesicherung und Ursachensuche erfordern Blutuntersuchungen, Sonografie, EKG, Röntgenaufnahme von Thorax und Abdomen, MRT/MRCP (Magnetresonanz-Cholangiopankreatikografie) und CT.

Erläutern Sie die Ätiologie (Krankheitsursachen) der akuten Pankreatitis.

7.12 Akute Pankreatitis

Ätiologie einer akuten Pankreatitis:

1. Gallenwegserkrankungen (z. B. Choledochussteine → K110) verursachen eine akute biliäre Pankreatitis
2. Direkte Schädigung der Pankreaszellen durch Alkoholabusus
3. Arzneimittel (z. B. Glukokortikoide, Zytostatika)
4. Seltene Ursachen sind Infektionen (z. B. Mumps, AIDS, Hepatitis), exzessive Erhöhungen des Triglyzeridspiegels im Blut (Hyperlipidämie), ein zu hoher Blutkalziumspiegel (Hyperkalzämie) sowie Traumen (nach OP oder ERCP = endoskopisch-retrograde Cholangio-Pankreatikografie)
5. Idiopathisch (Ursache unbekannt)
6. Hormonelle Störungen (z. B. Hyperparathyreoidismus → K124)

Ergänzung

Komplikationen: Akut sind die Betroffenen vor allem durch die Hypovolämie (Verminderung des Intravasalvolumens) infolge des Verlustes eiweißreichen Exsudats *(Erguss, Austritt von Flüssigkeit)* in den Peritonealraum bedroht. Dies führt zum Kreislaufversagen (Kreislaufschock) mit nachfolgendem akutem Nierenversagen (Schockniere). Weitere Komplikationen sind bakterielle Infektion mit Sepsis, massive Magen-Darm-Blutungen, Milzvenen- und Pfortaderthrombose, Pankreasabszess.

7 Leber-, Gallen-, Pankreas- sowie Stoffwechselerkrankungen

7.13 Chronische Pankreatitis

Bei der **chronischen Pankreatitis** handelt es sich um eine kontinuierlich oder in Schüben fortschreitende Bauchspeicheldrüsenentzündung mit zunehmendem Verlust der endokrinen und exokrinen Pankreasfunktion *(Pankreasinsuffizienz)*.

Vervollständigen Sie die folgende Textpassage mit den unten stehenden Begriffen.

_____ der _____ sind wiederholte _____ über mehrere _____ bis _____, die typischerweise im _____ lokalisiert sind und _____ in den _____ ausstrahlen. Oft werden sie durch _____ oder _____ Nahrung ausgelöst. Die Betroffenen nehmen wegen dieser _____ häufig eine _____ ein. Nur selten verläuft die _____ von _____ an _____. Weitere Symptome können ein _____, _____ und _____ sein.

Alkohol, Beginn, Fettstühle, chronischen Pankreatitis, Erkrankung, fettreiche, gekrümmte Körperhaltung, gürtelförmig, Leitsymptom, Gewichtsabnahme, Oberbauch, Rücken, Schmerzen, Schmerzattacken, schmerzlos, Stunden, Tage, Insulinmangeldiabetes

7.13 Chronische Pankreatitis

!

Leitsymptom der chronischen Pankreatitis sind wiederholte Schmerzattacken über mehrere Stunden bis Tage, die typischerweise im Oberbauch lokalisiert sind und gürtelförmig in den Rücken ausstrahlen. Oft werden sie durch Alkohol oder fettreiche Nahrung ausgelöst. Die Betroffenen nehmen wegen dieser Schmerzen häufig eine gekrümmte Körperhaltung ein. Nur selten verläuft die Erkrankung von Beginn an schmerzlos. Weitere Symptome können ein Insulinmangeldiabetes, Gewichtsabnahme und Fettstühle sein.

Ergänzung

Komplikationen: Pseudozysten mit Ikterus *(Gelbsucht)* durch Kompression der Gallenwege oder mit Erbrechen durch Kompression des Duodenums; eine Milzvenen- oder Pfortaderthrombose. Das Risiko eines Pankreaskarzinoms (→ K115) ist erhöht. Außerdem leiden die Betroffen gehäuft an Magen-Darm-Geschwüren (→ K90, → K91, → K96).
Krankheitsentstehung: In 80 % der Fälle liegt einer chronischen Pankreatitis ein Alkoholabusus zugrunde. Seltene Ursachen sind genetische Mutationen, Hyperparathyreoidismus (→ K124), idiopathisch bedingt (Ursache unklar), Medikamente (z. B. Analgetika).

PFLEGEHINWEISE

Ressourcenorientierte Unterstützung, langsamer Kostaufbau nach Verträglichkeit (Ernährungsprotokoll), Alkohol-, Kaffee- und Nikotinkarenz, Überwachung und Therapie der chronischen Schmerzsituation durch regelmäßige ausreichende Analgetikagabe nach AV und ergänzend pflegerische Maßnahmen.

7 Leber-, Gallen-, Pankreas- sowie Stoffwechselerkrankungen

7.14 Pankreaskarzinom

Die Ursachen des **Pankreaskarzinoms** *(Bauchspeicheldrüsenkrebs)* sind unbekannt. Als Risikofaktoren gelten eine familiäre Belastung, Nikotinabusus sowie die chronische Pankreatitis. Die Betroffenen weisen Gewichtsverlust, Leistungsknick, Rückenschmerzen, Ikterus, Oberbauchbeschwerden, Verdauungsstörungen und eine Vergrößerung der Gallenblase auf.

Wie wird ein Pankreaskarzinom therapiert?

Therapie des Pankreaskarzinoms:

Eine operative Entfernung des Tumors ist zum Zeitpunkt der Diagnosestellung nur noch bei 10–20 % der Patienten möglich, da der Tumor bereits zu groß ist oder schon Metastasen gesetzt hat. Um die Tumorauswirkungen zu mildern und die Lebensqualität des Patienten zu verbessern, werden palliative Maßnahmen durchgeführt (z. B. Einlage eines Stents zum Offenhalten des Ductus choledochus → K110, regionale Chemotherapie, Schmerztherapie). Die wichtigsten Methoden zur Erkennung des Pankreaskarzinoms sind endoskopisch-retrograde Pankreatikografie, Computertomografie, Kernspintomografie und Sonografie.

Ergänzung

Pankreaskarzinom: Häufigster maligner Tumor (meist Adenokarzinom → K92) des Verdauungssystems nach Magen- und Dickdarmkarzinom; 70–80 % aller Pankreaskarzinome im Pankreaskopf lokalisiert; mittleres Erkrankungsalter bei Männern 67 Jahre, bei Frauen 75 Jahre.
Prognose: Da diese Malignome anfangs nur sehr selten Beschwerden bereiten, liegen zum Zeitpunkt der Diagnosestellung häufig bereits große inoperable Tumoren und in 80 % Metastasen vor.

PFLEGEHINWEISE

Frühzeitig symptomorientierte, palliative Pflegemaßnahmen (Pflegeschwerpunkte sind Übelkeit, Erbrechen, Schmerzen, Juckreiz, Dyspnoe, Appetitlosigkeit etc.).

7 Leber-, Gallen-, Pankreas- sowie Stoffwechselerkrankungen

7.15 Hyperlipoproteinämie

Als **Hyperlipoproteinämie** *(Hyperlipidämie)* wird die Erhöhung des Triglyzeridspiegels und/oder des Cholesterinspiegels im Blut bezeichnet. Eine Blutabnahme nach 14-stündiger Nahrungskarenz mit Bestimmung von Gesamtcholesterin und Triglyzeriden sichert die Diagnose.

Nennen Sie die Ursachen einer Hyperlipoproteinämie.

7.15 Hyperlipoproteinämie

Ursachen einer Hyperlipoproteinämie:

1. Reaktiv-physiologische Hyperlipoproteinämie: Kalorien- und zuckerreiche Ernährung (Triglyzeride ↑), fett- und cholesterinreiche Ernährung (Cholesterin ↑)
2. Primäre Hyperlipoproteinämie ist erblich bedingt
3. Sekundäre (symptomatische) Hyperlipoproteinämie, z. B. aufgrund von Adipositas, schlecht eingestelltem Diabetes mellitus (→ K128), nephrotischem Syndrom (Eiweißverlustniere), Cholestase *(Unterbrechung des Gallenflusses)*, Hypothyreose (→ K122)

Ergänzung

Komplikationen: Nur sehr hohe Blutfettspiegel führen zu Xanthomen *(durch Fetteinlagerung verursachte rötlich-gelbe Hauttumoren)* oder zu einer Pankreatitis. Weitere Komplikationen (bedingt durch frühzeitige Arteriosklerose → K14): koronare Herzkrankheit (→ K5) mit Herzinfarkt (→ K6), Schlaganfall (→ K47) und PAVK (→ K15).
Therapie: Umstellung der Ernährungsgewohnheiten (fett- und cholesterinarm), Behandlung von Begleiterkrankungen, Beseitigung von Risikofaktoren und lipidsenkende Medikamente.
Cholesterin (Cholesterol): Wichtiger Bestandteil der Zellmembranen und Grundsubstanz der Steroidhormone (z. B. Östrogen und Testosteron). Es wird vom Körper selbst hergestellt und über tierische Nahrungsmittel aufgenommen.
Triglyzerid (Triglycerid): Aufgebaut aus einem Glyzerin- und drei Fettsäuremolekülen.

7 Leber-, Gallen-, Pankreas- sowie Stoffwechselerkrankungen

7.16 Hyperurikämie

Bei der **Hyperurikämie** liegt eine Harnsäureerhöhung im Serum über 6,4 mg/dl (380 µmol/l) vor. Harnsäure wird bei Menschen zu ca. 80 % über die Nieren und zu ca. 20 % über den Darm ausgeschieden.

Nennen und erläutern Sie zwei Formen der Hyperurikämie.

7.16 Hyperurikämie

Formen der Hyperurikämie:

1. **Primäre Hyperurikämie:** ist fast immer Folge einer polygen vererbten Minderausscheidung von Harnsäure durch die Nieren. Bei purinreicher Ernährung mit viel Fleisch steigt der Harnsäurespiegel an, erst dann kommt es zur Harnsäureausscheidung.
2. **Sekundäre Hyperurikämie:** ist auf Grunderkrankungen mit erhöhter Harnsäurebildung (z. B. Leukämien → K161) oder verminderte Harnsäureausscheidung durch die Nieren (etwa bei Niereninsuffizienz → K135, → K136) zurückzuführen.

Ergänzung

Auslösende Faktoren sind häufig Ess- oder Trinkexzesse. Bei hoher Harnsäurekonzentration fallen Harnsäurekristalle *(Urate)* aus, lagern sich in den Gelenken ab und führen dort zur typischen Entzündungsreaktion. Beginn mit plötzlich einsetzenden starken Gelenkschmerzen (Gichtanfall), häufig im Großzehengrundgelenk **(Podagra),** seltener im Daumensattelgelenk **(Chiragra),** Sprung- oder Kniegelenk. Aufgrund der heute frühzeitig einsetzenden Therapie treten Gichttophi *(Harnsäureablagerungen)* und Uratnephropathie *(Gichtniere, Gichtnephropathie)* nur selten auf. Im Gelenkpunktat sind mikroskopisch Uratkristalle (Urat = Salz der Harnsäure) nachweisbar.
Gicht *(Arthritis urica, Urikopathie):* klinisch manifeste Form der Hyperurikämie.
Harnsäure: Endprodukt des Purinstoffwechsels. Purine sind Bestandteile der Nukleinsäuren.

8 Störungen der hormonellen Regulationsfunktion

8.1 Unterfunktion des Hypophysenvorderlappens

Bei der **Unterfunktion des Hypophysenvorderlappens** handelt es sich um eine **Insuffizienz der Adenohypophyse** *(Hypopituitarismus)* mit partiellem oder komplettem Ausfall der Hormonsekretion.

Nennen Sie mindestens sechs Symptome des Hypopituitarismus.

8.1 Unterfunktion des Hypophysenvorderlappens

Symptome des Hypopituitarismus:

1. Zyklusstörungen mit Ausbleiben der Menstruation *(Amenorrhö)*
2. Fehlen der Scham- und Achselbehaarung sowie der Augenbrauenpartien
3. Verlust der Libido und der Potenz (Störung des sexuellen Erlebens)
4. Verminderung des Bartwuchses
5. Osteoporose (→ K26)
6. Zeichen einer Schilddrüsenunterfunktion (→ K122), z. B. Antriebsarmut
7. Hypotonie (Blutdruckerniedrigung auf Werte unter 105/60 mmHg)
8. Nebennierenrindenunterfunktion (→ K127)
9. Neigung zur Hypoglykämie (→ K130)
10. Pigmentmangel im Bereich der normalerweise stark pigmentierten Hautstellen
11. Wachstumsverzögerung bei Kindern (Minderwuchs)
12. Verringerung der Muskelmasse und Vermehrung der Fettmasse
13. Ausdrucksloser und mimikarmer Gesichtsausdruck

Ergänzung

Der Hypophysenvorderlappen (HVL, Adenohypophyse) bildet sechs Hormone (LH, FSH, TSH, ACTH, MSH und Prolaktin).
Panhypopituitarismus: komplette Hypophysenvorderlappeninsuffizienz.

8 Störungen der hormonellen Regulationsfunktion

8.2 Überfunktion des Hypophysenvorderlappens

Die Ursache einer **Überfunktion des Hypophysenvorderlappens** *(Hyperpituitarismus)* sind vorwiegend gutartige, hormonproduzierende Tumoren *(Adenome)*.

Ergänzen Sie die folgende Textpassage mit den unten stehenden Begriffen.

Das häufigste _____ der Hypophyse ist das _____, das durch _____ bei _____ zu _____ und _____ *(Milchfluss)* führt. _____ klagen häufig über Störungen von _____ und _____. Bei einer _____ von _____ kommt es bei _____ zum verstärkten_____ und bei _____ entsteht eine _____.

Adenom, Akromegalie, Erwachsenen, Frauen, Galaktorrhö, Längenwachstum, Kindern, Libido, Männer, Potenz, Prolaktinom, Prolaktinsekretion, Überproduktion, Wachstumshormonen, Zyklusstörungen

8.2 Überfunktion des Hypophysenvorderlappens

Das häufigste Adenom der Hypophyse ist das Prolaktinom, das durch Prolaktinsekretion bei Frauen zu Zyklusstörungen und Galaktorrhö *(Milchfluss)* führt. Männer klagen häufig über Störungen von Libido und Potenz. Bei einer Überproduktion von Wachstumshormonen kommt es bei Kindern zum verstärkten Längenwachstum und bei Erwachsenen entsteht eine Akromegalie.

Ergänzung

Therapie: Beim Prolaktinom steht eine medikamentöse Hemmung der Hormonproduktion durch Dopaminagonisten im Vordergrund. Bei allen anderen Tumoren wird (falls möglich) eine operative Entfernung angestrebt.
Viszeromegalie: Ausgeprägte Vergrößerung der inneren Organe bei einer Überproduktion von Wachstumshormonen (GH).
Akromegalie: Ausgeprägte Vergrößerung der distalen Körperteile (Akren = Finger, Hände, Kinn, Nase, Zehen) bei Erwachsenen.
Prolaktin: Hormon, das die Milchproduktion in der Brustdrüse in Gang setzt.
Wachstumshormon *(somatotropes Hormon, STH):* Hormon, das in der Kindheit und Jugend das Körperwachstum kontrolliert. Außerdem stimuliert es unabhängig vom Lebensalter den Fett- und Glykogenabbau.

8.3 Euthyreote Struma

Als **euthyreote Struma** *(blande Struma)* wird eine Schilddrüsenvergrößerung bei regelrechter Schilddrüsenstoffwechsellage bezeichnet. Sehr häufige Erkrankung, in Deutschland sind ca. 30 % der Bevölkerung betroffen. Basisuntersuchungen sind die TSH-Bestimmung im Blut, die Schilddrüsensonografie zur exakten Größen- und Lagebeurteilung und zur Suche nach Knoten sowie die Szintigrafie.

Füllen Sie die rechte Spalte der Tabelle aus.

Stadium	Strumagröße
Stadium Ia	
Stadium Ib	
Stadium II	
Stadium III	

Tab. 8.1 Stadieneinteilung der Struma nach WHO.

8.3 Euthyreote Struma

Stadium	Strumagröße
Stadium Ia	Tastbare Struma, die auch beim Zurückbeugen des Kopfes nicht sichtbar ist, oder kleiner Strumaknoten
Stadium Ib	Tastbare Struma, die nur bei zurückgebeugtem Kopf sichtbar ist
Stadium II	Bei normaler Kopfhaltung sichtbare Struma
Stadium III	Auf Distanz sichtbare Struma, die zu Lokalsymptomen führt (z. B. Heiserkeit, Luftröhreneinengung, Dysphagie → K85)

Tab. 8.1 Stadieneinteilung der Struma nach WHO.

Ergänzung

Struma: Jede Vergrößerung der Schilddrüse *(Glandula thyreoidea)* über die Normgrenze des Gewichts (25 g). Eine gleichmäßige Vergrößerung des Schilddrüsengewebes wird als Struma diffusa bezeichnet. Sind Knoten vorhanden, so handelt es sich um eine Struma nodosa *(Knotenstruma)*.
Strumaprävention: Verwendung von jodiertem Kochsalz (15–25 µg Jod/g Kochsalz), Fischmahlzeiten, ggf. Jod in Tablettenform. Deutschland ist aufgrund des Jodmangels ein Struma-Endemiegebiet.

8 Störungen der hormonellen Regulationsfunktion

8.4 Hyperthyreose

Bei der **Hyperthyreose** *(Schilddrüsenüberfunktion)* handelt es sich um eine Überproduktion von Schilddrüsenhormonen mit einem erhöhten Grundumsatz. Frauen sind häufiger betroffen als Männer. Die Diagnostik umfasst Blutuntersuchungen, Schilddrüsensonografie und -szintigrafie.

Nennen und erläutern Sie zwei mögliche Ursachen einer Hyperthyreose.

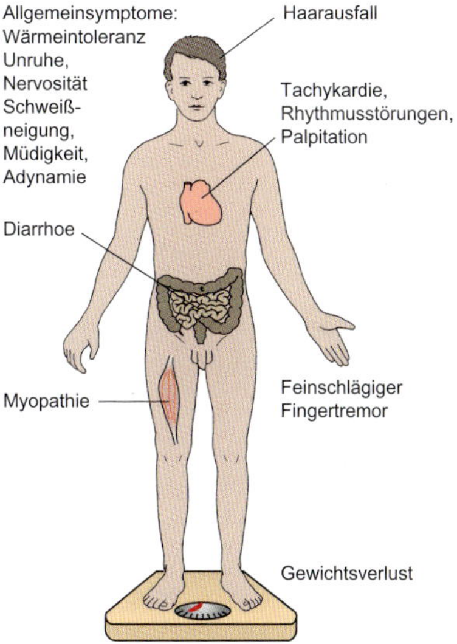

Abb. 8.1 Symptomkomplex bei Hyperthyreose. [L157]

1. **Morbus Basedow** *(autoimmune Hyperthyreose):* Der M. Basedow ist eine Autoimmunerkrankung. Die Antikörper besetzen die TSH-Rezeptoren und führen zu einer ständigen Stimulation der hormonbildenden Zellen. Eine Struma ist möglich.
2. **Schilddrüsenautonomie:** Abgegrenzte Schilddrüsenbezirke oder diffus das ganze Gewebe haben sich der Kontrolle durch Hypothalamus und Hypophyse entzogen und produzieren ungehemmt Schilddrüsenhormone. Entwickelt sich am häufigsten auf der Basis einer Jodmangelstruma. Liegt nur ein einzelner autonomer Knoten vor, spricht man von unifokaler Autonomie (autonomes Adenom → K119), bei mehreren Knoten von multifokaler Autonomie.
3. **Thyreoiditis** *(Schilddrüsenentzündung):* Selten tritt eine Hyperthyreose auf.

Ergänzung

Myopathie: Muskelerkrankungen, die sich meist in einer langsam verlaufenden schlaffen Lähmung äußern und zu einer Muskelschwäche führen. Bei einer Hyperthyreose ist häufig die Oberschenkelmuskulatur betroffen.
Palpitation *(Herzklopfen):* unangenehmes Spüren des eigenen Herzschlags.
Tremor *(Muskelzittern):* unwillkürliches, rhythmisches Zittern durch abwechselnde Kontraktionen gegensätzlich wirkender Muskelgruppen.
TSH-Rezeptor: Rezeptor für das thyreoideastimulierende Hormon (TSH, Thyrotropin). TSH stimuliert Synthese und Abgabe der Hormone T_4 (Thyroxin) und T_3 (Trijodthyronin).

8 Störungen der hormonellen Regulationsfunktion

8.5 Hypothyreose

Am häufigsten verläuft die **Hypothyreose** *(Schilddrüsenunterfunktion)* schleichend und steigert sich langsam zum Vollbild mit Antriebsarmut, Müdigkeit, Verlangsamung und Desinteresse. Auch depressive Verstimmungen, Arteriosklerose (→ K14), Bradykardie (Herzfrequenz unter 60 Schlägen/Min.), Herzinsuffizienz (→ K4), Obstipation, kühle und teigig geschwollene Haut, Gewichtszunahme, heisere Stimme, verlangsamte Reflexe und Kälteempfindlichkeit können Zeichen einer Hypothyreose sein. Frauen sind häufiger betroffen als Männer.
Eine Hormonbestimmung im Blut sichert die Diagnose. Zur Ursachenklärung erfolgen weitere Blutuntersuchungen (beispielsweise bei Hashimoto-Thyroiditis Autoantikörper gegen thyroidale Peroxidase) und bildgebende Verfahren, z. B. Schilddrüsensonografie.

Erklären Sie, was man unter der primären und der sekundären Hypothyreose versteht.

8.5 Hypothyreose

1. **Primäre Hypothyreose:** ist die häufigste Form der Schilddrüsenunterfunktion und tritt vor allem als Folge einer chronischen Thyreoiditis *(Schilddrüsenentzündung)*, einer Schilddrüsenoperation, einer Radiojodtherapie oder als Arzneimittelnebenwirkung auf.
2. **Sekundäre Hypothyreose:** Der seltenen sekundären Hypothyreose liegt ursächlich eine Hypophysenvorderlappeninsuffizienz zugrunde (→ K118).
3. **Tertiäre Hypothyreose:** Ursache ist eine Störung des Hypothalamus; sehr selten.

Ergänzung

Hypothyreotes Koma *(Myxödemkoma):* Eine Entgleisung der Hypothyreose zum hypothyreoten Koma ist möglich, aber selten. Leitsymptome sind Atemstörungen, Bewusstseinstrübung, Bradykardie mit Hypotonie, Hypothermie *(Absinken der Körpertemperatur)* und eine Entgleisung der Elektrolyte.
Thyreoiditis *(Schilddrüsenentzündung):* Seltene Erkrankung, bei der je nach Verlauf die akute, subakute (sog. Thyreoiditis de Quervain) und chronische Thyreoiditis unterschieden werden. Am häufigsten ist die chronische Hashimoto-Thyreoiditis (sog. *Struma lymphomatosa*), die zu den Autoimmunerkrankungen zählt. Sie verläuft eher symptomarm. Die akute Thyreoiditis ist meist Folge einer bakteriellen oder viralen Infektion oder einer Strahlentherapie.

8 Störungen der hormonellen Regulationsfunktion

8.6 Multiple endokrine Neoplasie

Bei der **multiplen endokrinen Neoplasie (MEN,** *multiple endokrine Adematose)* handelt es sich um ein autosomal-dominant erbliches Leiden mit dem Risiko, an mehreren, teils malignen endokrinen Tumoren in verschiedenen Organen zu erkranken.

Füllen Sie die rechte Spalte der Tabelle aus.

MEN Typ	Pathogenese
MEN Typ I (Werner-Syndrom)	
MEN Typ IIa (Sipple-Syndrom)	
MEN Typ IIb (Gorlin-Syndrom)	

Tab. 8.2 Klassifikation der MEN.

MEN Typ	Pathogenese
MEN Typ I (Werner-Syndrom)	Autosomal-dominant vererbte Erkrankung. Die Tumoren gehen von Hypophysenvorderlappen, Nebenschilddrüse, Inselzellen der Bauchspeicheldrüse sowie Magen/Duodenum (Insulinom, Gastrinom) aus.
MEN Typ IIa (Sipple-Syndrom)	Autosomal-dominant vererbte Erkrankung. Die Tumoren gehen von Schilddrüse (C-Zellkarzinom), Nebenschilddrüse und Nebennierenmark (Phäochromozytom) aus.
MEN Typ IIb (Gorlin-Syndrom)	Autosomal-dominant vererbte Erkrankung. Es kommt neben Tumoren von Schilddrüse, Nebennierenmark und Nebenschilddrüse zu Tumoren der Nervenzellen *(Ganglioneurome)* sowie zu Veränderungen am Bewegungsapparat (u. a. schlanker Körperbau, lange Extremitäten, Überstreckbarkeit der Gelenke).

Tab. 8.2 Klassifikation der MEN.

Ergänzung

Bösartige Schilddrüsentumoren machen insgesamt 0,5 % aller Malignome aus. Unterschieden werden: differenzierte Karzinome, undifferenzierte Karzinome und medulläre Karzinome, ausgehend von den kalzitoninproduzierenden C-Zellen der Schilddrüse. Frauen sind häufiger betroffen als Männer.

8 Störungen der hormonellen Regulationsfunktion

8.7 Überfunktion der Nebenschilddrüsen

Als **Überfunktion der Nebenschilddrüsen** *(Hyperparathyreoidismus)* wird eine gesteigerte Sekretion von **Parathormon** *(PTH)* mit Veränderungen des Kalzium- und Phosphathaushalts bezeichnet. Betrifft vor allem Frauen über 50 Jahre.

Nennen Sie mindestens vier Symptome des Hyperparathyreoidismus.

Symptome des Hyperparathyreoidismus:

1. **Hyperkalzämie** *(hoher Blutkalziumspiegel)*
2. **Knochenschmerzen** (bedingt durch den gesteigerten Knochenumbau)
3. **Nierensteinbildung** (durch Hyperkalzämie und gesteigerte renale Kalziumausscheidung)
4. **Obstipation und Magenbeschwerden bis zum Magengeschwür** (Ulzera des Magens)
5. **Polydipsie** *(hohe Trinkmenge)*
6. **Polyurie** *(hohe Urinmenge)*
7. **Psychische Veränderungen** (endokrines Psychosyndrom) mit depressiven Verstimmungen und Antriebsstörungen
8. **Muskelschwäche, rasche Ermüdbarkeit**

Ergänzung

Krankheitsentstehung des Hyperparathyreoidismus: Ursache des primären Hyperparathyreoidismus ist ein Nebenschilddrüsenadenom, das Parathormon produziert, oder eine allgemeine Vergrößerung der Nebenschilddrüsen. Die gesteigerte PTH-Sekretion aufgrund eines erniedrigten Kalziumspiegels wird sekundärer Hyperparathyreoidismus genannt.
Parathormon: Hormon der Nebenschilddrüsen, das für eine erhöhte Kalziumfreisetzung aus den Knochen sowie für eine verminderte Kalziumausscheidung über die Niere bei gleichzeitig erhöhter Phosphatausscheidung verantwortlich ist.

8 Störungen der hormonellen Regulationsfunktion

8.8 Unterfunktion der Nebenschilddrüsen

Die **Unterfunktion der Nebenschilddrüsen** *(Hypoparathyreoidismus)* ist meist Folge einer zu radikalen Schilddrüsen-, Nebenschilddrüsen- oder Kehlkopfoperation mit Entfernung aller vier **Nebenschilddrüsen** *(Glandulae parathyroideae, Epithelkörperchen)*.

Vervollständigen Sie die folgende Textpassage mit den unten stehenden Begriffen.

_____ kommt es als Folge der _____ vor allem zu einer _____ der _____, die sich in _____, _____ und _____ mit typischer _____ der _____ *(Tetanie)* äußert. Weitere Symptome sind _____, Katarakt (_____), Stammganglienverkalkung und Osteosklerose. Auch _____ sind möglich.

anfallsartigen Krämpfen, grauer Star, gesteigerten Reflexen, Hände, Hypokalzämie, klinisch, neuromuskulären Erregbarkeit, Haar- und Nagelwuchsstörungen, Parästhesien, Pfötchenstellung, psychische Veränderungen, Steigerung

8.8 Unterfunktion der Nebenschilddrüsen

Klinisch kommt es als Folge der Hypokalzämie vor allem zu einer Steigerung der neuromuskulären Erregbarkeit, die sich in gesteigerten Reflexen, Parästhesien und anfallsartigen Krämpfen mit typischer Pfötchenstellung der Hände *(Tetanie)* äußert. Weitere Symptome sind Haar- und Nagelwuchsstörungen, Katarakt (grauer Star), Stammganglienverkalkung und Osteosklerose. Auch psychische Veränderungen sind möglich.

Ergänzung

Therapie: Die Behandlung erfolgt durch orale oder intravenöse Kalziumzufuhr in Kombination mit Vitamin-D-Präparaten.
Hypokalzämie → K143
Parästhesie: Sensibilitätsstörung mit subjektiver Missempfindung ohne von außen nachvollziehbaren Reiz.
Chvostek-Zeichen: Zuckungen der perioralen Muskeln beim Beklopfen des N. facialis (→ K61) vor dem Ohr, auslösbar beim Hypoparathyreoidismus.

8 Störungen der hormonellen Regulationsfunktion

8.9 Überfunktion der Nebennierenrinde

Überproduktion einzelner oder mehrerer Nebennierenrindenhormone führt zu typischen Syndromen. Klinisch bedeutsam sind das **Cushing-Syndrom** *(Hyperkortisolismus)* und der **Hyperaldosteronismus.** Charakteristische Symptome des Cushing-Syndroms sind Stammfettsucht, Rundgesicht, Buckelbildung, Depressionen, fettige Haut, Akne, Muskelschwäche und Zyklus- und Potenzstörungen. Leitsymptome des Hyperaldosteronismus sind Hypertonie (→ K12), Muskelschmerzen und -schwäche.
Die Diagnostik besteht aus Sicherung des Kortisolüberschusses, z. B. durch Dexamethason-Kurztest, erhöhte Kortisolausscheidung im 24-Stunden-Urin sowie erhöhte mitternächtliche Kortisolkonzentration in Blut oder Speichel. Hinzu kommen noch bildgebende Diagnostik wie Sonografie, CT und MRT.

Nennen und erläutern Sie die Ursachen des Cushing-Syndroms und des Hyperaldosteronismus.

Ursachen des Cushing-Syndroms:

1. Störung des hypothalamisch-hypophysären Regelkreises. Meist liegen Adenome (→ K119) des HVL zugrunde, die durch eine ACTH-Hypersekretion zu einer beidseitigen Nebennierenrindenhyperplasie (Vergrößerung eines Gewebes oder Organs durch Zunahme der Zellzahl bei unveränderter Zellgröße) mit Überfunktion führen.
2. Glukokortikoid-Dauertherapie, iatrogenes Cushing-Syndrom (iatrogen = ärztlich verursacht).

Ursachen des Hyperaldosteronismus:

1. Primäre Mehrproduktion von Aldosteron **(Conn-Syndrom),** z. B. durch gutartige Adenome (benigne Tumoren, die aus drüsenbildendem Epithelgewebe bestehen) der Nebennierenrinde, eine beidseitige idiopathische Nebennierenrindenhyperplasie oder selten ein aldosteronproduzierendes Nebennierenrindenkarzinom.
2. Sekundäre Mehrausschüttung von Aldosteron *(sekundärer Hyperaldosteronismus)* durch übermäßige Aktivierung des Renin-Angiotensin-Aldosteron-Systems (→ K138), z. B. bei Diuretika-Therapie oder bei Nierenarterienstenose (→ K138).

Ergänzung

ACTH *(adrenocorticotropes Hormon):* Hormon der Adenohypophyse (→ K118), das die Glukokortikoidausschüttung (z. B. Kortisol) in der Nebenniere stimuliert.
Aldosteron: Mineralokortikoid für die Regulation des Elektrolyt- und Wasserhaushalts.

8 Störungen der hormonellen Regulationsfunktion

8.10 Unterfunktion der Nebennierenrinde

Bei der **Unterfunktion der Nebennierenrinde** handelt es sich um eine Erkrankung der Nebennierenrinde, die mit einem lebensbedrohlichen Mangel an Mineralo- und Glukokortikoiden einhergeht *(primäre Nebennierenrindeninsuffizienz)*.

Nennen Sie mindestens drei Ursachen, die der primären Nebennierenrindeninsuffizienz zugrunde liegen.

8.10 Unterfunktion der Nebennierenrinde

Ursachen der primären Nebennierenrindeninsuffizienz:

1. **Morbus Addison:** autoimmunbedingte Zerstörung der Nebennieren. Teils sind weitere endokrine Drüsen (Pankreas, Schilddrüse) betroffen (autoimmunes polyglanduläres Syndrom).
2. **Blutungen** in die Nebenniere, z. B. bei Antikoagulationstherapie oder Tumoren.
3. **Sarkoidose** (→ K73)
4. **Infektionskrankheiten** wie Tuberkulose, ZMV-Infektion (Zytomegalievirusinfektion) bei AIDS (Acquired Immune Deficiency Syndrome) oder Meningokokkeninfektion (→ K51, → K52).
5. **Metastasen** besonders bei Bronchialkarzinom (→ K74), Melanom (→ K175), Nierenzellkarzinom (→ K139).

Ergänzung

Klinisches Bild: Die Betroffenen fühlen sich infolge des Glukokortikoidmangels müde und schwach. Oft bestehen Übelkeit und Erbrechen, sodass die Kranken an Gewicht verlieren. Der Blutdruck ist erniedrigt. Die akute, dekompensierte Nebenniereninsuffizienz (Addison-Krise) tritt bei Belastungen (Infekt, Unfall) auf; muss intensivmedizinisch behandelt werden.
Sekundäre Nebennierenrindeninsuffizienz: bei ACTH-Mangel (adrenocorticotropes Hormon) durch Hypopituitarismus (→ K118) oder Langzeitbehandlung mit Glukokortikoiden.
Zytomegalievirus (CMV, ZMV): Virus, das durch Schmier- und Tröpfcheninfektion, aber auch sexuell, durch Muttermilch, Blut sowie transplantierte Organe übertragen wird.

8 Störungen der hormonellen Regulationsfunktion

8.11 Diabetes mellitus

Der **Diabetes mellitus** *(Zuckerkrankheit, Zuckerharnruhr)* ist eine durch Insulinmangel oder verminderte Insulinempfindlichkeit des Körpers bedingte, chronische Glukosestoffwechselstörung mit Erhöhung des Blutzuckerspiegels *(Hyperglykämie)*. In Deutschland sind ca. 8 % der Bevölkerung Diabetiker. Frauen erkranken häufiger als Männer. Diagnosekriterien sind Gelegenheits-Plasmaglukose ≥ 200 mg/dl, Nüchtern-Plasmaglukose ≥ 126 mg/dl, 2-Std.-Wert im oralen Glukosetoleranztest im venösen Plasma ≥ 200 mg/dl und HbA1c ≥ 6,5 %.

Erläutern Sie die Pathogenese (Krankheitsentstehung) des Diabetes mellitus Typ 1 und Typ 2.

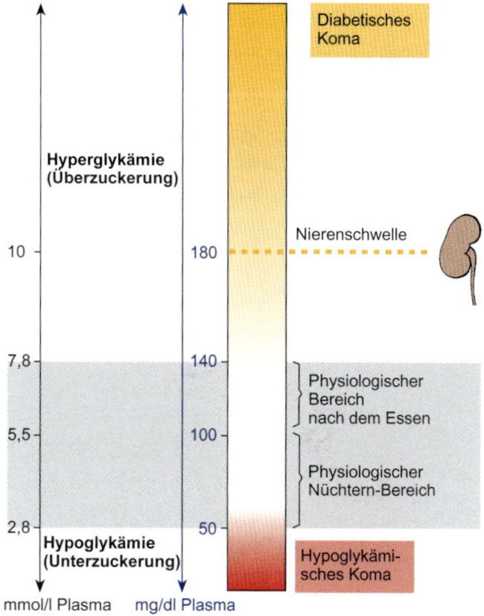

Abb. 8.2 Blutzuckerspiegel. [A400]

8.11 Diabetes mellitus

Pathogenese des Diabetes mellitus Typ 1 und Typ 2:

1. **Diabetes mellitus Typ 1 (insulinabhängiger Diabetes mellitus):** fehlende Insulinproduktion durch die β-Zellen im Pankreas, somit absoluter Insulinmangel; Ursachen: immunologisch (Autoantikörper gegen Inselzellen) oder idiopathisch (ohne erkennbare Ursache).
2. **Diabetes mellitus Typ 2 (insulinunabhängiger Diabetes mellitus):** Die körpereigene Insulinproduktion ist erhalten; die Insulinempfindlichkeit der Zellen ist jedoch vermindert (Insulinresistenz), die Insulinsekretion nach einer Mahlzeit verläuft zeitlich verzögert (Insulinsekretionsstörung).

Ergänzung

Die sekundären **Folgen des Diabetes mellitus Typ 2** sind: Mikro- und Makroangiopathie (Erkrankung der kleinen und der großen Blutgefäße) mit KHK (→ K5), Herzinfarkt (→ K6), PAVK (→ K15) und Hirninfarkt, diabetische Nephropathie mit Niereninsuffizienz (→ K136) bis zu Nierenversagen (→ K135), diabetischer Retinopathie, diabetischem Fuß-Syndrom, diabetischer Neuropathie (Erkrankungen des peripheren Nervensystems) und verminderter Immunabwehr.
Schwangerschaftsdiabetes *(Gestationsdiabetes):* Jede Störung der Glukosetoleranz, die erstmals während einer Schwangerschaft auftritt. Betrifft etwa 3 % aller Schwangeren.
Insulin: Hormon, das zur Steigerung der Durchlässigkeit der Zellmembran für Glukose sowie zur Förderung des Eiweiß-, Glykogen und Fettaufbaus führt.

8 Störungen der hormonellen Regulationsfunktion

8.12 Diabetisches Koma

Das **diabetische Koma** *(Coma diabeticum, hyperglykämisches Koma)* ist die schwerste und lebensbedrohlichste Form der diabetischen Stoffwechselentgleisung mit teilweise extrem hohen Blutzuckerwerten.

Nennen und erläutern Sie zwei Formen des diabetischen Komas.

8.12 Diabetisches Koma

Formen des diabetischen Komas:

1. **Hyperosmolares Koma:** Häufiger bei Patienten mit einem Diabetes mellitus Typ 2 vorkommend, meist infolge von Diätfehlern, vernachlässigter Arzneimitteleinnahme oder plötzlich erhöhtem Insulinbedarf. Die extreme Blutzuckererhöhung (BZ ≥ 700 mg/dl bzw. 39 mmol/l) führt zu einer ausgeprägten Glukosurie mit hohen Flüssigkeits- und Elektrolytverlusten über die Nieren, sodass sich eine Exsikkose (hypertone Dehydratation → K141) entwickelt.
2. **Ketoazidotisches Koma:** Tritt vor allem bei Typ-1-Diabetikern auf. Bei ungefähr 25 % aller Typ-1-Diabetiker zeigt sich die Erkrankung erstmalig durch ein ketoazidotisches Koma. Typischer Auslöser bei bereits behandelten Diabetikern sind ein erhöhter Insulinbedarf, Dosierungsfehler, aber auch das Vergessen von Insulininjektionen. Der Insulinmangel führt zu einer Hyperglykämie (BZ meist 300–700 mg/dl bzw. 17–39 mmol/l) und einer Lipolyse (Fettabbau) mit Ketonkörperproduktion *(Ketogenese)*, in deren Folge eine Azidose (→ K144) auftritt.

Ergänzung

Exsikkose → K141
Glukosurie: erhöhte Glukoseausscheidung mit dem Urin.
Ketonkörper: organische Säuren (z. B. Azeton, Azetessigsäure), die bei gesteigerter Lipolyse *(Fettabbau)* gebildet werden und eine metabolische Azidose (→ K144) verursachen.

8 Störungen der hormonellen Regulationsfunktion

8.13 Hypoglykämischer Schock

Als **Hypoglykämie** bezeichnet man ein Absinken des Blutzuckers (BZ) unter 50 mg/dl (2,8 mmol/l) oder das Vorliegen der *Whipple-Trias*. Dies ist ein Symptomkomplex bestehend aus BZ ‹ 45 mg/dl, hypoglykämischen Symptomen und dem Verschwinden der Symptome unter Glukosegabe.

Nennen Sie mindestens acht Symptome der Hypoglykämie.

8.13 Hypoglykämischer Schock

Symptome der Hypoglykämie:

1. Heißhunger und Speichelfluss
2. Kalter Schweiß (Kaltschweißigkeit)
3. Übelkeit und Erbrechen
4. Angst, Unruhe (Steigerung der inneren Kraft)
5. Tachykardie (→ K2) und Herzklopfen (Herzrasen)
6. Tremor *(Zittern)*
7. Kopfschmerzen (→ K62)
8. Endokrines Psychosyndrom (Aggressivität, Verwirrtheit, depressive Verstimmung)
9. Koordinationsstörungen
10. Delirante Zustände, Halluzinationen (Bewusstseinseintrübung, Trugwahrnehmungen)
11. Gedächtnisstörungen (Beeinträchtigung der Merkfähigkeit)
12. Krämpfe, Hyperreflexie (Reflexsteigerung, Aktivitätssteigerung zentraler Neurone)
13. Parästhesien (→ K125)
14. Sehstörungen
15. Sprachstörungen
16. Koma (Stadium tiefer Bewusstlosigkeit)

Ergänzung

Bei plötzlichen ätiologisch unklaren neurologischen oder psychiatrischen Symptomen an Hypoglykämie denken und sofort BZ messen.

9 Erkrankungen von Nieren und Harnwegen

9.1 Akute Zystitis

Bei der **akuten Zystitis** handelt es sich um eine akute Harnblasenentzündung, die in der Regel durch Aufsteigen von Bakterien durch die Harnröhre *(Urethra)* bedingt ist.
Die Diagnose erfolgt durch Urindiagnostik (z. B. Teststreifenuntersuchung), Blutuntersuchung (z. B. Blutbild), Sonografie der Nieren, CT/MRT (bei unklarem Sonografiebefund), Ausscheidungsurografie, Miktionsurosonografie oder -zysturethrografie.

Ergänzen Sie die folgende Textpassage mit den unten stehenden Begriffen.

Bei der _____ handelt es sich meist um eine _____. _____ wandern aus dem _____ über die _____ in die _____ ein. Wegen der _____ Nähe von _____ sind _____ häufiger betroffen als _____. Begünstigt wird die _____ durch _____ und _____.

aszendierende Infektion, akuten Harnblasenentzündung, Bakterien, Darm, Darm- und Harnröhrenöffnung, Frauen, Harnabflussstörungen, Harnblase, Harn(samen)röhre, Infektion, Katheterisierung, Männer, räumlichen

9.1 Akute Zystitis

Bei der akuten Harnblasenentzündung handelt es sich meist um eine aszendierende Infektion. Bakterien wandern aus dem Darm über die Harn(samen)röhre in die Harnblase ein. Wegen der räumlichen Nähe von Darm- und Harnröhrenöffnung sind Frauen häufiger betroffen als Männer. Begünstigt wird die Infektion durch Harnabflussstörungen und Katheterisierung.

Ergänzung

Harnverhalt *(Harnretention):* Unvermögen, trotz schmerzhafter Füllung der Harnblase, Wasser zu lassen.
Katheterisierung: Einführung eines Katheters (röhrenförmiges Instrument zum Einführen in Hohlorgane, Gefäße), um Inhalt zu entnehmen oder Substanzen einzubringen.
Klinisches Bild der akuten Zystitis: Beschwerden beim Wasserlassen, wie z. B. Schmerzen oder Brennen, häufiger Harndrang alle 10–20 Minuten mit jeweils geringer Urinmenge *(Oligurie)* und krampfartigen Schmerzen oberhalb des Schambeins *(Blasentenesmen)*.
Therapie: Eine akute Zystitis wird über 1–3 Tage antibiotisch behandelt. Durch erhöhte Trinkmenge werden die Harnwege gut durchgespült. Bei Gefahr eines aufsteigenden Infektes in den Ureter *(Harnleiter)* oder das Nierenbecken (→ K132) ist eine gezielte (nach Antibiogramm) antibiotische Therapie indiziert.

9 Erkrankungen von Nieren und Harnwegen

9.2 Pyelonephritis

Als **Pyelonephritis (PN)** wird eine bakteriell bedingte Infektion des **Nierenbeckens** *(Pelvis renalis)* und des **Nierenparenchyms** bezeichnet. Bei Kindern und älteren Menschen ist das klinische Bild atypisch. Diagnosesicherung → K131

Nennen Sie mindestens vier Symptome der akuten Pyelonephritis.

9.2 Pyelonephritis

Symptome der akuten Pyelonephritis:

1. Bauchschmerzen
2. Erbrechen und Übelkeit
3. Ein oder beide Nierenlager sind klopfschmerzhaft
4. Fieber (≥ 38 °C), häufig mit Schüttelfrost
5. Rücken- und Flankenschmerzen (Druck- und Klopfschmerzhaftigkeit im Nierenlager)
6. Schwitzen
7. Zusätzlich bestehen Zeichen eines Harnwegsinfektes (z. B. häufiger Harndrang)

Ergänzung

Komplikationen: Hauptkomplikationen der akuten Pyelonephritis sind Abszesse (→ K95) und die Keiminvasion in die Blutbahn mit nachfolgender lebensbedrohlicher Urosepsis. Eine chronische Pyelonephritis kann zur Niereninsuffizienz (→ K135, → K136) führen.
Krankheitsentstehung: Die akute Pyelonephritis entsteht in erster Linie durch das Aufsteigen von Erregern (z. B. E. coli) einer Zystitis in das Nierenbecken. Begünstigende Faktoren sind Diabetes mellitus (→ K128), Gicht (→ K117) und Harnabflussstörungen.
Pyonephrose *(Eiterniere):* eitrige Einschmelzung von Nierengewebe mit Abszessbildung.
Parenchym: spezielle Zellen eines Organs, die dessen Funktion bedingen.

9 Erkrankungen von Nieren und Harnwegen

9.3 Glomerulonephritis

Bei der **Glomerulonephritis (GN)** handelt es sich um eine Sammelbezeichnung für eine abakterielle *(nicht durch Bakterien bedingte)* Entzündung stets beider Nieren mit primärer Schädigung der **Nierenkörperchen** *(Glomeruli)*. Die Einteilung der Glomerulonephritiden ist hochkomplex und ihre Pathogenese äußerst vielfältig. Bei klinischem Verdacht auf eine Glomerulonephritis folgen Urinuntersuchung, Blutuntersuchungen (z. B. immunologische Untersuchungen auf Infektionserreger), Sonografie und Nierenbiopsie.

Füllen Sie die rechte Spalte der Tabelle aus.

Form	Pathogenese
Akute postinfektiöse Glomerulonephritis	
Rasch progrediente *(fortschreitende)* Glomerulonephritis	
Chronische Glomerulonephritis	

Tab. 9.1 Einteilung der Glomerulonephritiden.

9.3 Glomerulonephritis

Form	Pathogenese
Akute postinfektiöse Glomerulonephritis	Tritt häufig im Rahmen einer fehlgeleiteten Immunreaktion 1–4 Wochen nach einer Infektion mit Streptokokken (z. B. Otitis media ➜ K176) auf
Rasch progrediente *(fortschreitende)* Glomerulonephritis	Kann z. B. im Rahmen einer Vaskulitis *(Gefäßentzündung)*, eines Lupus erythematodes (➜ K134) oder postinfektiös auftreten. Die Nierenfunktion verschlechtert sich rasch innerhalb weniger Monate
Chronische Glomerulonephritis	Schleichend über Jahre bis Jahrzehnte voranschreitende symptomarme Glomerulonephritis, oft aus ungeklärter Ursache

Tab. 9.1 Einteilung der Glomerulonephritiden.

Ergänzung

Bei Nierenfunktionseinschränkungen und nachfolgender Niereninsuffizienz (➜ K135, ➜ K136) kann eine Dialyse oder Hämofiltration *(Verfahren zum Ersatz der Ausscheidungsfunktion der Nieren)* erforderlich werden, um die harnpflichtigen Substanzen (z. B. Harnstoff) aus dem Blut zu filtern.

9 Erkrankungen von Nieren und Harnwegen

9.4 Interstitielle Nephritis

Typisch für die **interstitielle Nephritis** *(tubulo-interstitielle Nephritis)* ist eine Entzündung der Nieren unterschiedlicher Ursache mit Befall des Niereninterstitiums und der Tubuli. Die Prognose ist für den überwiegenden Teil der Betroffenen gut.

Nennen Sie Faktoren, die der Pathogenese (Krankheitsentstehung) der akuten interstitiellen Nephritis zugrunde liegen.

9.4 Interstitielle Nephritis

Die **akute interstitielle Nephritis** kann durch folgende Faktoren hervorgerufen werden:

1. **Infektiös:** Viren (z. B. Hantaviren, die weltweit verbreitet sind), Bakterien (z. B. Diphtheriebakterien, Streptokokken)
2. **Idiopathisch,** d. h. aus ungeklärter Ursache
3. **Immunologisch,** z. B. im Rahmen eines systemischen Lupus erythematodes oder nach Impfungen mit ungeklärten Immunreaktionen im Niereninterstitium
4. **Medikamentös-allergisch,** v. a. durch Antibiotika (z. B. Penicilline), Analgetika, Antiepileptika, Diuretika und nichtsteroidale Antirheumatika

Ergänzung

Klinisches Bild: ist sehr unterschiedlich und reicht von einer geringen Einschränkung der Nierenfunktion bis zum akuten Nierenversagen (→ K135). Fieber, Hautausschläge (→ K165) und Gelenkbeschwerden sind möglich.
Interstitium: Zwischenraum innerhalb eines Organs, der Bindegewebe, Gefäße und Nerven enthält.
Lupus erythematodes: systemische Autoimmunerkrankung, die in ihrem chronischen Verlauf alle Organe betreffen kann und besonders an Gelenken, Haut und Nieren zu Schädigungen führt.

9 Erkrankungen von Nieren und Harnwegen

9.5 Akutes Nierenversagen

Ein **akutes Nierenversagen (ANV,** *akute Niereninsuffizienz)* ist charakterisiert durch plötzlichen, reversiblen Funktionsausfall der Nieren mit raschem Abfall der glomerulären Filtration, sodass sich toxische Produkte sowie Elektrolyte und Wasser im Körper ansammeln. Bei Verdacht folgen Sonografie, Urinuntersuchung mit Streifenschnelltest, Sedimentuntersuchung, Urinkultur und Bestimmung der Urinosmolarität, Blutuntersuchung zur Einschätzung der Nierenfunktion, EKG, Röntgenaufnahme des Thorax und Nierenbiopsie.

Vervollständigen Sie die folgende Textpassage mit den unten stehenden Begriffen.

_____ des _____ ist die _____. Nur bei _____ der Betroffenen ist die _____ anfangs _____ oder sogar _____. Als Folge der fehlenden _____ kommt es zur _____, die sich in einem Lungenödem mit _____, Herzinsuffizienz und peripheren _____ zeigt. Ferner ist häufig der _____ im _____ das erste _____ eines _____.

akuten Nierenversagens, Urinmenge, erhöht, Kochsalzausscheidung, Kreatininanstieg, 15 %, Leitsymptom, Luftnot, Nierenversagens, normal, Ödemen, Oligo- oder Anurie, Serum, Symptom, Überwässerung

9.5 Akutes Nierenversagen

Leitsymptom des akuten Nierenversagens ist die Oligo- oder Anurie. Nur bei 15 % der Betroffenen ist die Urinmenge anfangs normal oder sogar erhöht. Als Folge der fehlenden Kochsalzausscheidung kommt es zur Überwässerung, die sich in einem Lungenödem mit Luftnot, Herzinsuffizienz und peripheren Ödemen zeigt. Ferner ist häufig der Kreatininanstieg im Serum das erste Symptom eines Nierenversagens.

Ergänzung

Ursachen: Je nach Lokalisation der Nierenschädigung wird unterschieden:

- Prärenal (75 % der Fälle): zirkulatorisch-ischämische Störung (z. B. anaphylaktischer, hypovolämischer und septischer Schock), hepatorenales Syndrom (bedingt durch Vasokonstriktion der Nierengefäße)
- Renal (20 % der Fälle): Entzündungen der Niere (z. B. akute interstitielle Nephritis, Glomerulonephritis), toxisch-allergische Schäden (z. B. Antibiotika, Kontrastmittel, Zytostatika), Nierengefäßverschlüsse
- Postrenal: Beidseitiger Harnleiterverschluss (z. B. durch Steine), beidseitige Harnröhrenkompression (z. B. durch Tumoren), Vergrößerung der Prostata

Anurie: Verminderung der Harnausscheidung auf weniger als 100 ml täglich

Oligurie: verminderte Harnausscheidung, unter 500 ml in 24 Stunden

Kreatinin: Ausscheidungsform des Kreatins (Kreatinphosphat ist eine Energiereserve im Muskel)

9 Erkrankungen von Nieren und Harnwegen

9.6 Chronische Niereninsuffizienz

Die **chronische Niereninsuffizienz (CNI,** *chronisches Nierenversagen, CNV)* ist gekennzeichnet durch eine langsam zunehmende Nierenfunktionsstörung auf dem Boden zahlreicher verschiedener Grunderkrankungen. Ein rascher Verlauf findet sich bei hoher Eiweißausscheidung im Urin, hohem Blutdruck, Rauchern und schlechter Blutzuckereinstellung. Die Prognose der Erkrankung ist sehr schlecht. Sie schreitet in aller Regel bis zur Dialysepflicht fort.

Nennen Sie mindestens fünf Ursachen der chronischen Niereninsuffizienz.

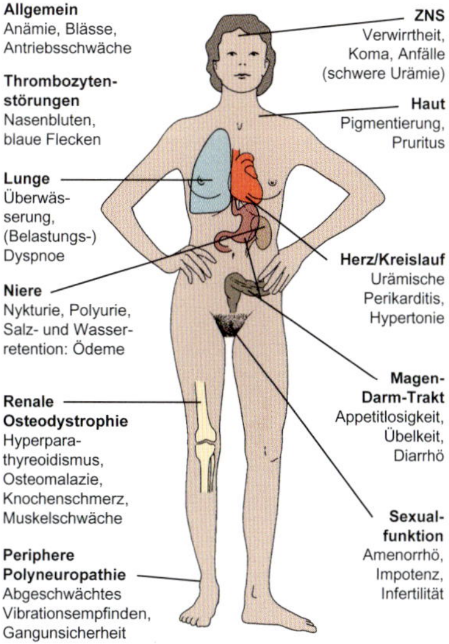

Abb. 9.1 Klinisches Bild bei chronischer Niereninsuffizienz. [L157]

9.6 Chronische Niereninsuffizienz

Hauptursachen der chronischen Niereninsuffizienz:

1. Bluthochdruck und gefäßbedingte Nierenerkrankungen
2. Chronische Glomerulonephritiden (→ K133)
3. Chronische interstitielle Nephritiden/Pyelonephritiden (→ K132)
4. Diabetische Nephropathie als Langzeitkomplikation des Diabetes mellitus (→ K128)
5. Zystennieren, bei denen zahlreiche Zysten die Nieren durchsetzen
6. Gefäßentzündungen *(Vaskulitiden)* mit Nierenbeteiligung
7. Chronischer Schmerzmittelmissbrach *(Analgetikanephropathie)*

Ergänzung

Die **CNI** wird in die Stadien I bis V eingeteilt (WHO-Stadieneinteilung): Stadium I (normale Nierenfunktion), Stadium II (leichtgradige Nierenfunktionseinschränkung), Stadium III (mäßiggradige Nierenfunktionseinschränkung), Stadium IV (hochgradige Nierenfunktionseinschränkung), Stadium V (terminale Niereninsuffizienz).
Azotämie: Anreicherung stickstoffhaltiger Substanzen des Eiweißstoffwechsels im Blut.
Urämie *(Harnvergiftung)*: Terminalstadium der CNI; Nierenersatztherapie ist erforderlich.

9 Erkrankungen von Nieren und Harnwegen

9.7 Urolithiasis

Typisch für die **Urolithiasis** *(Nephrolithiasis, Nierensteinleiden)*, ist die Konkrementbildung *(Steinbildung)* in den Nieren *(Nephrolithiais, Nierensteinleiden)* und/oder den ableitenden Harnwegen mit typischen Schmerzanfällen **(Nierenkoliken).** Betrifft ca. 5 % der Bevölkerung, Männer 2-mal häufiger als Frauen.

Die Diagnostik erfasst Steinursache, Steinlokalisation und Komplikationen (z. B. mittels Sonografie, Röntgenleeraufnahme des Abdomens, CT, Steinanalyse, Urinuntersuchungen und Blutuntersuchungen).

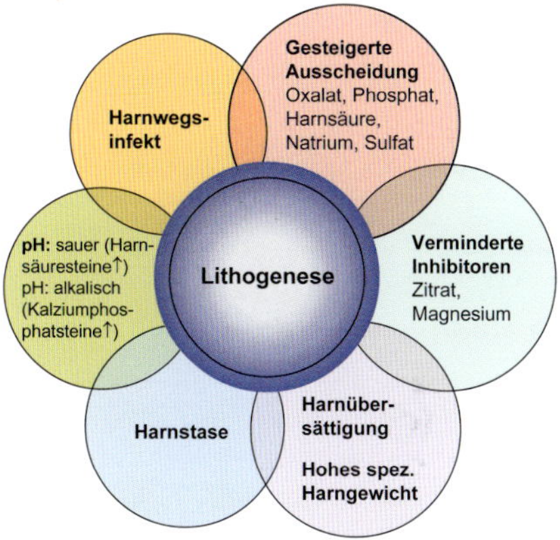

Abb. 9.2 Lithogenese *(Nierensteinbildung)*. [L157]

Erläutern Sie die Kristallisationstheorie.

9.7 Urolithiasis

Kristallisationstheorie:

Normalerweise halten sich kristallisationsfördernde *(steinbegünstigende, lithogene)* und kristallisationshemmende *(steinhemmende, antilithogene)* Substanzen im Harn die Waage. Diese Balance kann bei bestimmten Vorerkrankungen der Nieren (z. B. Harnstau, bakterielle Infektionen) zugunsten des Steinwachstums umschlagen, sodass sich bei zu hoher Konzentration (Übersättigung) bestimmter Harninhaltsstoffe kleine Kristalle bilden, die sich in der Folge weiter vergrößern. Kalziumhaltige Steine (Kalziumoxalat oder -phosphat) sind mit ca. 75 % die häufigste Steinart, gefolgt von Harnsäuresteinen mit ca. 15–20 %.

Ergänzung

Klinisches Bild: Leitsymptom ist die Nierenkolik (Schmerzen mit Ausstrahlung in den Rücken oder die Genitalregion), die bei Einklemmung des Steines auftritt. Die Betroffenen haben stärkste, krampfartige Schmerzen, die wellenförmig wiederkehren. Typisch ist der Bewegungsdrang der Betroffenen während der Kolik. Ferner können die Steine (abhängig von Größe und Lokalisation) kleine Schleimhautläsionen mit Blutungen verursachen. Viele Patienten leiden außerdem unter Dysurie *(erschwertes Wasserlassen)*, Erbrechen, Übelkeit oder einem reflektorischen Subileus (→ K93).

9 Erkrankungen von Nieren und Harnwegen

9.8 Nierenarterienstenose

Als **Nierenarterienstenose** wird eine angeborene oder erworbene Verengung der **A. renalis** *(Nierenschlagader)* bezeichnet. Verantwortlich für ca. 2 %, bei älteren Menschen für bis zu 10 % der Bluthochdruckerkrankungen.

Vervollständigen Sie die folgende Textpassage mit den unten stehenden Begriffen.

In _____ der Fälle ist die _____ der _____ durch _____ bedingt, in _____ durch eine _____. Die _____ führt zu einer _____ der betroffenen Niere. Um die lokale _____ auszugleichen, produziert die Niere mehr _____, das zu einem _____ des _____ und einer systemischen _____ führt.

Anstieg, bindegewebige Fehlbildung, 20 %, Blutdruckerniedrigung, Blutdrucksteigerung, Blutvolumens, 80 %, Minderdurchblutung, Nierenschlagader, Arteriosklerose, Renin, Stenose, Verengung

9.8 Nierenarterienstenose

In 80 % der Fälle ist die Stenose der Nierenschlagader durch Arteriosklerose bedingt, in 20 % durch eine bindegewebige Fehlbildung. Die Verengung führt zu einer Minderdurchblutung der betroffenen Niere. Um die lokale Blutdruckerniedrigung auszugleichen, produziert die Niere mehr Renin, das zu einem Anstieg des Blutvolumens und einer systemischen Blutdrucksteigerung führt.

Ergänzung

Vor allem bei Hypertonikern jüngeren Alters, die schwer medikamentös einzustellen sind und keinen nächtlichen Blutdruckabfall aufweisen, ist an eine Nierenarterienstenose zu denken. Gegebenenfalls kann ein Stenosegeräusch auskultiert werden. Die Diagnose wird sonografisch oder mit einer **Arteriografie** gesichert. Bei der **perkutanen transluminalen Angioplastie** kann das Gefäß dilatiert werden.

Renovaskuläre Hypertonie: Hypertonie (→ K12), die durch eine Nierenarterienstenose bedingt ist (nierengefäßbedingter Bluthochdruck). Das klinische Bild entspricht im Wesentlichen denen anderer Hypertonieformen. Meist ist der diastolische Blutdruckwert stärker erhöht als der systolische Blutdruckwert.

Renin: Ein Enzym, das in den Epitheloidzellen des juxtaglomerulären Apparates gebildet wird und aus Angiotensinogen (Protein) das Angiotensin I freisetzt. Es dient der Konstanthaltung des Blutdrucks und des Blutvolumens (Renin-Angiotensin-Aldosteron-System).

9 Erkrankungen von Nieren und Harnwegen

9.9 Nierentumoren

Ungefähr 90 % aller **Nierentumoren** sind maligne. Abgesehen von den Nierenmetastasen ist der häufigste maligne Nierentumor des Erwachsenen das **Nierenzellkarzinom** *(hypernephroides Nierenkarzinom, Hypernephrom, Grawitz-Tumor, Adenokarzinom der Niere)*. Altersgipfel 45.–65. Lebensjahr, Männer sind häufiger betroffen als Frauen. Ausschlaggebend ist die bildgebende Diagnostik mittels Sonografie und CT oder MRT des Abdomens. Zur Diagnosebestätigung erfolgt auch eine Biopsie.

Ergänzen Sie die folgende Textpassage mit den unten stehenden Begriffen.

Die _____ des _____ ist _____. Es bereitet dem _____ lange keine _____. Die _____ einer _____ und _____ werden lediglich in 10 % der Fälle beobachtet. In _____ der _____ berichtet der Patient über einen _____ und _____.

Beschwerden, Erkrankung, Flankenschmerzen, Gewichtsreduktion, Symptome, Leistungsknick, Nierenzellkarzinoms, Patienten, schmerzlosen Mikro- oder Makrohämaturie, späteren Stadien, unbekannt, Ursache

9.9 Nierentumoren

Die Ursache des Nierenzellkarzinoms ist unbekannt. Es bereitet dem Patienten lange keine Beschwerden. Die Symptome einer schmerzlosen Mikro- oder Makrohämaturie und Flankenschmerzen werden lediglich in 10 % der Fälle beobachtet. In späteren Stadien der Erkrankung berichtet der Patient über einen Leistungsknick und Gewichtsreduktion.

Ergänzung

Mittlerweile werden über 60 % der Nierenzellkarzinome zufällig durch eine Sonografie entdeckt.
Prognose: ist stadienabhängig. Bei kleinen Tumoren beträgt die 5-Jahres-Überlebensrate ca. 70 %, bei Vorliegen von Fernmetastasen höchstens 5 %.
Hämaturie: Ausscheidung von Erythrozyten im Urin. Man unterscheidet zwischen Makrohämaturie (sichtbare Rotfärbung des Urins) und Mikrohämaturie (nur mit Mikroskop nachweisbar, › 5 Erythrozyten/µl).
Karzinom → K92

PFLEGEHINWEISE

Bei Nephrektomie: allgemeine pflegerische Maßnahmen, besondere Überwachung und Kontrolle von Wunddrainagen, Spülkathetern, Flüssigkeitsbilanzierung, Beobachtung des Urins auf Menge, Farbe, Beimengungen, ggf. palliative Symptomkontrolle.

9 Erkrankungen von Nieren und Harnwegen

9.10 Ödeme

Als **Ödem** *(Wassersucht)* wird eine Ansammlung wässriger Flüssigkeit im Gewebe bezeichnet, die sich durch eine schmerzlose, nicht gerötete Schwellung zeigt.
Diagnostisch erforderlich sind Blutuntersuchungen, Urinuntersuchungen, Flüssigkeitsbilanzierung, Röntgenaufnahme des Thorax, Abdomensonografie und Echokardiografie.

Nennen Sie mindestens drei pathophysiologische Mechanismen, die der Ödembildung zugrunde liegen.

9.10 Ödeme

Pathophysiologische Mechanismen:

1. **Erhöhung des hydrostatischen Drucks in den Kapillaren,** z. B. generalisiert bei der Herzinsuffizienz (→ K4) oder lokalisiert nach einer venösen Thrombose (→ K18, → K19)
2. **Erhöhte Durchlässigkeit** *(Permeabilität)* **der Kapillarwände,** z. B. bei einer Allergie (→ K158)
3. **Erniedrigung des kolloidosmotischen Drucks durch Hypoproteinämie,** z. B. bei nephrotischem Syndrom, Leberzirrhose (→ K106) oder Malabsorption
4. **Störung des Lymphabflusses,** etwa infolge von Tumoren oder Infektionen

Ergänzung

Proteine (Eiweiße), hauptsächlich das Albumin, halten die Flüssigkeit in den Gefäßen. Bei einer Hypoproteinämie *(verminderte Eiweißkonzentration im Blut)* wird vermehrt intravasale Flüssigkeit in das umgebende Gewebe abgepresst und anschließend im venösen Schenkel nicht wieder resorbiert. Es kommt zu Ödemen.

Klinisches Bild: dicke Beine (typisch für Herzinsuffizienz), verquollenes Gesicht (besonders im lockeren Bindegewebe der Lider kann sich Flüssigkeit ansammeln) und Zunahme von Gewicht/Leibesumfang.

Malabsorption: Resorptionsstörung der bereits aufgespaltenen Nährstoffe, z. B. infolge chronischer Dünndarmerkrankungen, z. B. M. Crohn (→ K95).

Nephrotisches Syndrom: Sammelbezeichnung für verschiedene Erkrankungen mit massiven Eiweißverlusten (› 3–3,5 g/d) über die Nieren und Ödemen.

9 Erkrankungen von Nieren und Harnwegen

9.11 De- und Hyperhydratation

Die **Flüssigkeitsein- und -ausfuhr** muss in einem Gleichgewicht stehen. Bei vielen Patienten muss sie täglich kontrolliert werden. Die notwendige Flüssigkeitszufuhr beträgt 30–40 ml Flüssigkeit pro kg Körpergewicht.
Die Diagnosestellung der Dehydratation erfolgt durch das klinische Bild in Kombination mit Blut- und Urinuntersuchungen. Diagnosestellung bei Hyperhydratation → K140

Erläutern Sie die Ursachen der De- und der Hyperhydratation.

9.11 De- und Hyperhydratation

Ursachen der De- und Hyperhydratation:

1. **Verminderte Flüssigkeitsaufnahme,** z. B. bei gestörtem Durstempfinden oder im Krankenhaus durch zu wenige Infusionen bei fehlendem Trinken, Angst vor Einnässen.
2. **Flüssigkeitsverluste,** z. B. durch Erbrechen, Durchfall, Schwitzen, Fieber, erhöhte Urinausscheidung, ausgedehnte Verbrennungen oder Diabetes mellitus (→ K128).
3. **Häufigste Ursachen der Hyperhydratation** sind Herzinsuffizienz (→ K4), akutes oder chronisches Nierenversagen (→ K135, → K136), nephrotisches Syndrom (Symptomkomplex aus starker Proteinurie, Hypoproteinämie und Ödem aufgrund einer Hypalbuminämie; Vorkommen z. B. bei Glomerulonephritis), Leberzirrhose (→ K106) oder Nebenniereninsuffizienz (→ K127).
4. **Iatrogen** *(vom Arzt verursacht)* ist die Hyperhydratation durch Überfusion oder Langzeitkortikoidbehandlung.

Ergänzung

Exsikkose: Bei der Exsikkose liegt ein Wassermangel mit Volumendefizit des Körpers vor.
Leitsymptome der Hyperhydratation: Abgeschlagenheit, Bewusstseinsstörungen, Gewichtszunahme, Luftnot, Lungenödem (→ K75), evtl. Pleuraerguss (→ K77), evtl. Aszites, prall-glänzende Haut und Ödeme.

9 Erkrankungen von Nieren und Harnwegen

9.12 Hypo- und Hyperkaliämie

Kalium (K^+) ist das **Haupt-Kation** in der Zelle und spielt unter anderem eine wichtige Rolle bei der Erregungsübertragung im Nervensystem und am Herzen. Der Kalium-Normbereich *(Referenzbereich)* liegt zwischen 3,6–4,8 mmol/l.
Die Diagnose erfolgt durch Blutuntersuchung (z. B. die Kaliumbestimmung im Blut) und EKG (→ K10).

Nennen Sie mindestens vier Symptome der Hypo- und Hyperkaliämie.

9.12 Hypo- und Hyperkaliämie

Klinisch zeigt sich eine **Hypokaliämie** (< 3,6 mmol/l) durch:

1. Abgeschwächte Reflexe
2. Herzrhythmusstörungen bis hin zum Kammerflimmern
3. Muskelschwäche an Skelettmuskulatur
4. Obstipation bis zum paralytischen Ileus
5. Metabolische Alkalose (→ K145)

Ursachen: Diarrhö, Erbrechen, Missbrauch von Abführmitteln *(Laxanzien-Abusus)*, Fieber, Nierenerkrankungen, Hyperaldosteronismus (→ K126), Kaliumverteilung durch Insulin.

Bei der **Hyperkaliämie** (> 5,0 mmol/l) zeigen sich Symptome wie:

1. Herzrhythmusstörungen bis zum Herzstillstand
2. Kribbelgefühle auf der Haut (z. B. Pelzigkeit der Zunge)
3. Lähmungen
4. Muskelschwäche, -zuckungen

Ursachen: Verminderte K^+-Ausscheidung, z. B. bei Niereninsuffizienz (→ K136), Einnahme nichtsteroidaler Antirheumatika, Kaliumverteilung durch Azidose (→ K144).

Ergänzung

Hypomagnesiämie: Magnesiumspiegel im Serum < 0,65 mmol/l infolge einseitiger Ernährung (z. B. Alkoholabusus), Malabsorption, Pankreatitis, erhöhter Ausscheidung (z. B. bei Diuretika).

9 Erkrankungen von Nieren und Harnwegen

9.13 Hypo- und Hyperkalzämie

Kalzium (Ca^{2+}) ist am Aufbau von Knochen und Zähnen beteiligt und wichtig für die Erregungsübertragung von Nerven auf Muskeln. Der Kalzium-Normbereich *(Referenzbereich)* liegt zwischen 2,2–2,6 mmol/l. Laborchemisch erfolgt die Diagnose durch die Bestimmung des Kalziums im Blut.

Erläutern Sie die Ätiologie der Hypo- und Hyperkalzämie.

9.13 Hypo- und Hyperkalzämie

Ätiologie der Hypo- und Hyperkalzämie:

1. Eine **Hypokalzämie** (< 2,2 mmol/l) hat ihre Ursache in hormonellen Störungen (Vitamin-D-Stoffwechselstörungen, Parathormonmangel → K124 oder kalzitoninproduzierende Tumoren), Malabsorption, akute Pankreatitis (→ K113). Die häufige iatrogene Ursache ist die Gabe von Schleifendiuretika, z. B. Lasix®.
2. Eine **Hyperkalzämie** (> 2,6 mmol/l) wird bei malignen Tumoren (z. B. Knochenmetastasen, paraneoplastische Bildung von Parathormon), Nebenniereninsuffizienz (→ K127) und Nebenschilddrüsenüberfunktion (Hyperparathyreoidismus → K124) gefunden, aber auch bei Vitamin-D-Vergiftung oder Gabe von Thiaziddiuretika (Medikamente, welche über eine Hemmung der Resorption von Natrium und Chlorid in der Niere wirken).

Ergänzung

Klinisches Bild der Hypokalzämie: gesteigerte neuromuskuläre Erregbarkeit mit Pelzigkeitsgefühl und Kribbeln der Haut und tetanischen Krämpfen der Muskulatur.
Klinisches Bild der Hyperkalzämie: Muskelschwäche, Magen-Darm-Beschwerden (Appetitlosigkeit, Erbrechen, Übelkeit, Verstopfung), Herzrhythmusstörungen, Polyurie mit Exsikkose, Polydipsie und Bewusstseinsstörungen bis hin zu Verwirrtheit und Koma.
Hyperkalzämische Krise: Serumkalzium > 3,5 mmol/l mit Polyurie, Polydipsie, Exsikkose, Fieber und Koma.

9 Erkrankungen von Nieren und Harnwegen

9.14 Azidose

Bei der **Azidose** handelt es sich um ein Absinken des arteriellen Blut-pH-Wertes unter 7,36. Je nach Ursache wird zwischen **metabolischer** und **respiratorischer Azidose** unterschieden. Hauptsymptom der Azidose ist eine vertiefte und beschleunigte Atmung. Bei schwerer Azidose treten Blutdruckabfall, Herzinsuffizienz, Verwirrtheit und Bewusstseinstrübungen auf.
Eine Störung des Säure-Basen-Haushalts wird durch eine Blutgasanalyse diagnostiziert. Sie erfolgt aus arteriellem oder kapillärem Blut.

Erläutern Sie die Ursachen der metabolischen und der respiratorischen Azidose.

9.14 Azidose

Die Ursachen einer **metabolischen Azidose** gehen auf den Stoffwechsel zurück:

- Vermehrter Anfall von saueren Stoffwechselprodukten, z. B. durch diabetisches Koma (→ K129) mit erhöhter Produktion von Ketonkörpern, Sauerstoffmangel, z. B. bei Kreislaufversagen (vermehrte Laktatproduktion), Sepsis, bestimmte Vergiftungen.
- Verminderte H^+-Ausscheidung über die Nieren (Säureretention infolge Niereninsuffizienz → K135, → K136).
- Basenverlust (z. B. renaler oder enteraler Verlust von Bikarbonat).

Ursachen der **respiratorischen Azidose:**

- Gestörte Abatmung von Kohlendioxid (CO_2), dadurch sammeln sich Kohlendioxid bzw. Bikarbonat und Wasserstoffionen im Körper an. Häufige Ursachen sind Lungenerkrankungen mit Ventilationsstörungen.
- Dämpfung des Atemantriebs durch Arzneimittel (z. B. Benzodiazepine, Valium®) oder Hirninfarkt, dadurch Entwicklung einer ventilatorischen Insuffizienz (Störung des pulmonalen Gasaustausches mit krankhafter Abweichung der Blutgaswerte).

Ergänzung

Schleifen- und Thiaziddiuretika: Diuretika, die am dicken, aufsteigenden Schleifenschenkel der Henle-Schleife und am frühdistalen Tubulus angreifen.

9 Erkrankungen von Nieren und Harnwegen

9.15 Alkalose

Typisch für die **Alkalose** ist der Anstieg des arteriellen pH-Wertes über 7,44. Je nach Ursache wird zwischen **metabolischer** und **respiratorischer Alkalose** unterschieden.
Diagnosestellung → K144

Nennen Sie die Symptome der metabolischen und der respiratorischen Alkalose.

9.15 Alkalose

Symptome der metabolischen Alkalose:

1. **Hypoventilation** (geringe Belüftung der Alveolen mit vermindertem Atemminutenvolumen)
2. **Hypokaliämie** (mit Polyurie, Polydipsie und Muskelschwäche → K142)
3. **Hypokalzämie** (mit Tetanie → K143)
4. **Extrasystolen** (→ K1)
5. **Apathie** *(Teilnahmslosigkeit)*
6. **Bewusstseinstrübung** (mangelnde Klarheit des Erlebens im Eigenbereich)
7. **Schwäche** (Hinweis auf physische und psychische Erkrankungen)
8. **Verwirrtheitszustände** (plötzlich auftretende Denk- und Orientierungsstörungen)
9. **Volumenmangel** *(Hypovolämie)*

Symptome der respiratorischen Alkalose:

1. **Hypokaliämie** (mit Polyurie, Polydipsie und Muskelschwäche)
2. **Hyperventilation** (gesteigertes Atemminutenvolumen mit zu niedrigem pCO_2)
3. **Hyperventilationstetanie** (anfallsartige Muskelkrämpfe) durch Hypokalzämie (→ K143)
4. **Angst** und **Unruhe** (Antriebssteigerung)
5. **Schwindel** *(Vertigo)*
6. **Verwirrtheitszustände** (plötzlich auftretende Denk- und Orientierungsstörungen)
7. **Zerebrale Anfälle** (→ K50)

10 Erkrankungen der Genitalorgane

10.1 Mammakarzinom

Das **Mammakarzinom** *(Brustkrebs)* ist mit knapp 25 % aller Tumoren bei Frauen der häufigste bösartige *(maligne)* epitheliale Tumor der Brustdrüse. Es ist bei den 40–50-jährigen Frauen die häufigste Todesursache. Die Langzeitüberlebensrate liegt bei 35–40 %. Risikofaktoren sind Adipositas, Einnahme von Hormonersatzpräparaten, familiäre Belastung, BRCA 1 (Breast Cancer Gen = defektes Gen), Nikotinabusus und Bewegungsmangel.
Bei Verdacht auf ein Mammakarzinom erfolgen eine Mammografie und Mammasonografie beidseits, eine Sonografie beider Achseln sowie eine Biopsie in Lokalanästhesie unter Sono- oder Mammografiekontrolle mit einer speziellen Nadel.

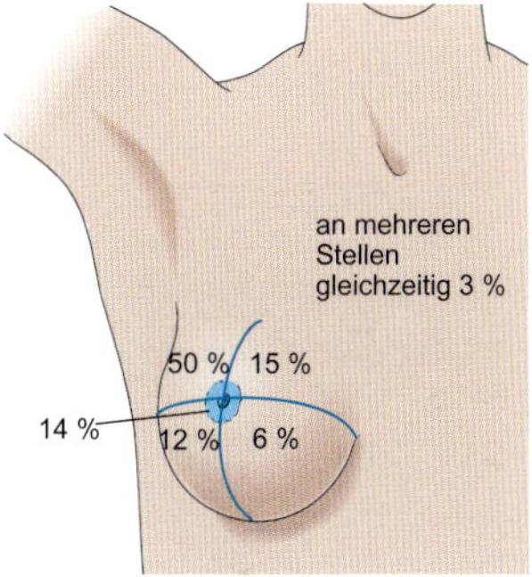

Abb. 10.1 Prozentuale Häufigkeitsverteilung der Mammakarzinome. [L190]

Nennen Sie mindestens sechs Symptome des Mammakarzinoms.

Leitsymptome des Mammakarzinoms:

1. Einseitige, meist derbe, nicht druckschmerzhafte Verhärtung in der Brust oder Achselhöhle
2. Neu aufgetretene Asymmetrie der Brüste
3. Druckschmerz oder Rötung der Brust (z. B. bei hautnahem Tumor oder in fortgeschrittenem Stadium)
4. Einziehung der Haut, wenn der Tumor mit der Haut verwächst
5. Ekzemartige (→ K166) Hautveränderungen (z. B. nässendes Hautekzem der Mamille und des Warzenvorhofs), in späteren Stadien Ulzerationen *(Geschwürbildung)*
6. Orangenhautphänomen (d. h. Grobporigkeit und Lymphödem der Haut über dem Tumor)
7. Hautveränderungen ähnlich einer Entzündung bei massiver Ausbreitung des Karzinoms in die Lymphspalten der Haut (inflammatorisches Karzinom)
8. Sekretion aus der Brustwarze (z. B. blutige Sekretion)
9. Unterschiedliches Verhalten der Brüste beim Heben der Arme
10. Unverschieblichkeit des Drüsengewebes auf dem Brustmuskel
11. Unverschieblichkeit der Haut über der Verhärtung

Ergänzung

Fibroadenome: solitär oder multipel auftretende benigne Brusttumoren aus Drüsen- und Bindegewebe.

10 Erkrankungen der Genitalorgane

10.2 Adnexitis

Als **Adnexitis** *(Pelvic Inflammatory Disease, PID)* wird die Entzündung der Adnexe *(Anhangsgebilde)*, also der Tuben (Salpingitis, Eileiterentzündung) und der Ovarien (Oophoritis, Eierstockentzündung), bezeichnet.
Zur Diagnostik gehört nach Inspektion und vaginaler Untersuchung die pH-Wert-Bestimmung. Bei Entzündungen des inneren Genitales werden außerdem die Entzündungswerte im Blut bestimmt, bei einer Adnexitis sonografiert.

Ergänzen Sie die folgende Textpassage mit den unten stehenden Begriffen.

Begünstigende _____ einer Adnexitis sind _____ und _____. Der _____ ist geöffnet und der _____ nicht vorhanden, sodass Keime ungehindert aufsteigen und eine _____ der _____ und des _____ hervorrufen können. Steigen diese Keime weiter auf, kommt es zu einer _____ der _____ und nachfolgend der _____.

Endometriums, Entzündung, Menstruation, polybakterielle Infektion, Ovarien, Schleimpfropf, Faktoren, Tuben, Wochenbett, Zervikalkanal, Zervix

10.2 Adnexitis

Begünstigende Faktoren einer Adnexitis sind Menstruation und Wochenbett. Der Zervikalkanal ist geöffnet und der Schleimpfropf nicht vorhanden, sodass Keime ungehindert aufsteigen und eine polybakterielle Infektion der Zervix und des Endometriums hervorrufen können. Steigen diese Keime weiter auf, kommt es zu einer Entzündung der Tuben und nachfolgend der Ovarien.

Ergänzung

Symptomatik: Akute, meist seitenbetonte Unterbauchschmerzen, Fieber, gelblich-grünlicher, übel riechender Fluor *(Ausfluss)* sowie Übelkeit und Erbrechen bei Mitbeteiligung des Peritoneums (Peritonitis). Das klinische Bild kann einer akuten Appendizitis *(Entzündung des Wurmfortsatzes)* ähneln.
Endometrium *(Gebärmutterschleimhaut):* innere Schicht der Gebärmutterwand, die sich im Monatszyklus auf die Einnistung des Embryos vorbereitet.
Ovarien *(Eierstöcke):* innere Geschlechtsorgane, die am seitlichen Rand des kleinen Beckens liegen. Sie bilden die weiblichen Sexualhormone Östrogen und Progesteron.
Tuben *(Eileiter):* innere Geschlechtsorgane, die das Ei nach dem Eisprung aufnehmen.
Zervix *(Gebärmutterhals):* unterer, schmaler Anteil der Gebärmutter, der den Zervikalkanal umgibt.

10 Erkrankungen der Genitalorgane

10.3 Ovarialtumoren

Da das **Ovar** *(Eierstock)* histologisch nicht einheitlich aufgebaut ist, können Tumoren von allen Gewebetypen ausgehen, d. h. von Epithelien, Bindegewebe, Keimstrang und Keimzellen. Daher ist eine genaue Klassifikation der Ovarialtumoren sehr komplex.
Erste Untersuchung ist die vaginale Sonografie. Der weiteren Diagnostik und dem Staging (Ausbreitung auf Nachbarorgane, Fernmetastasierung) dienen Verfahren wie etwa eine CT. Zur Diagnosesicherung und Einschätzung, ob eine komplette Tumorentfernung möglich ist, erfolgt in einem Teil der Zentren eine diagnostische Laparoskopie.

Welche Symptome der Ovarialtumoren (unabhängig von ihrer Gut- oder Bösartigkeit) sind Ihnen bekannt?

Symptome der Ovarialtumoren:

1. Bei Stieldrehung (Drehung des Tumors um den Gefäßstiel) oder Ruptur *(Riss)* des Tumors Bild eines akuten Abdomens
2. Blasenbeschwerden *(Miktionsstörungen)* und unspezifische Darmbeschwerden wie Blähungen, Völlegefühl oder Schmerzen beim Stuhlgang *(Defäkationsschmerzen)* bei großen Tumoren
3. Fremdkörpergefühl durch den Tumor, eventuell Zunahme des Bauchumfangs durch den Tumor selbst oder infolge tumorbedingten Aszites *(Bauchwassersucht)*
4. Im fortgeschrittenen Stadium eines bösartigen Tumors Allgemeinsymptome wie Leistungsminderung und Gewichtsverlust
5. Zunahme des Bauchumfangs mit Druckgefühl in den oberen Bauchorganen (Leber, Magen)
6. Schmerzen im Lumbalbereich
7. Unklare Unterbauchschmerzen, je nach Lage und Ausdehnung des Tumors
8. Bei hormonproduzierenden Tumoren Vermännlichung (Bartwuchs, tiefe Stimme) durch Testosteronwirkung

Ergänzung

Akutes Abdomen *(akuter Bauch)*: akutes, ursächlich unklares Krankheitsbild mit Abwehrspannung des Abdomens, starken Bauchschmerzen und Kreislaufbeeinträchtigung.

10 Erkrankungen der Genitalorgane

10.4 Tumoren des Uterus

Füllen Sie die rechte Spalte der Tabelle aus.

Tumor	Definition bzw. klinisches Bild
Endometriumkarzinom (Korpuskarzinom)	
Korpuspolypen (Uteruspolypen)	
Myome (Uterusmyome)	
Zervixkarzinom (Gebärmutterhalskrebs)	
Zervixpolypen (Uteruspolypen)	

Tab. 10.1 Gut- und bösartige Tumoren des Uterus.

Tumor	Definition bzw. klinisches Bild
Endometriumkarzinom (Korpuskarzinom)	Von der Gebärmutterschleimhaut ausgehender Tumor, meist ein Adenokarzinom (➜ K92). Leitsymptom sind Blutungsstörungen
Korpuspolypen (Uteruspolypen)	Gutartige, häufig gestielte Geschwülste der Korpusschleimhaut. Hauptsymptome sind Blutungen außerhalb der Menstruation, meist Schmierblutungen
Myome (Uterusmyome)	Gutartige, von der glatten Muskulatur der Gebärmutter ausgehende, hormonabhängige Tumoren. Typisch sind verlängerte, verstärkte und schmerzhafte Regelblutungen
Zervixkarzinom (Gebärmutterhalskrebs)	Entwickelt sich über die Stadien Dysplasie *(reversible Zelländerungen)* und Carcinoma in situ. Äußert sich erst spät mit Beschwerden wie Zwischenblutungen oder Kontaktblutungen beim Geschlechtsverkehr
Zervixpolypen (Uteruspolypen)	Gutartige, häufig gestielte Geschwülste der Zervixschleimhaut. Führen oft zu Fluor oder Kontaktblutungen, da sie aus dem Gebärmuttermund herausragen

Tab. 10.1 Gut- und bösartige Tumoren des Uterus.

Ergänzung

Carcinoma in situ: Karzinom (➜ K92), das die Basalmembran noch nicht durchbrochen hat.

10 Erkrankungen der Genitalorgane

10.5 Vulvitis und Kolpitis

Vulvitis *(Entzündung der Vulva)* und **Kolpitis** *(Vaginitis, Entzündung der Vagina, Scheidenkatarrh)* sind recht häufige Erkrankungen, die oft auch gemeinsam auftreten *(Vulvovaginitis)*. Die Hauptsymptome einer Vulvitis sind Juckreiz, Überwärmung, Rötung und Schwellung. Die Symptomatik einer Kolpitis ist abhängig von der Art des Erregers.
Zur Diagnostik gehört nach Inspektion, Spekulumeinstellung und vaginaler Untersuchung die pH-Wert-Bestimmung. Bei Entzündungen des inneren Genitales werden außerdem die Entzündungswerte im Blut bestimmt.

Erläutern Sie die Pathogenese (Krankheitsentstehung) der Kolpitis und der (primären) Vulvitis.

Pathogenese der Kolpitis:

Die gesunde Vagina ist durch ihren sauren pH-Wert recht widerstandsfähig gegen Entzündungen. Scheidenspülungen und Antibiotika verändern das Scheidenmilieu, sodass pathogene Bakterien (z. B. Entero-, Staphylo- und Streptokokken), Pilze oder Trichomonaden *(Trichomonas vaginalis)* zu einer Kolpitis führen können. Der Östrogenmangel in der Menopause, ein Diabetes mellitus (→ K128) und die Einnahme der Pille begünstigen die Entwicklung einer Kolpitis.

Pathogenese der Vulvitis:

Ursache der (primären) Vulvitis ist zumeist die Reizung des äußeren Genitales:

1. **Chemisch** (z. B. durch Seifen oder Deos, vermehrtes Schwitzen)
2. **Infektiös** (z. B. durch Herpes- oder Papilloma-Viren → K151, Candida albicans)
3. **Mechanisch** (z. B. durch zu enge Wäsche, reibende Binden oder häufigen Geschlechtsverkehr)
4. **Internistische Erkrankungen** (z. B. Diabetes mellitus, Leukämien, Lebererkrankungen)

Ergänzung

Therapie: antibiotische oder antimykotische Salben; die Kolpitis aufgrund eines Östrogenmangels wird mit östrogenhaltigen Salben behandelt.
Vulva *(äußeres weibliches Genitale):* klinische Bezeichnung für Schamhügel, große und kleine Schamlippen, Klitoris, Scheidenvorhof mit seinen Drüsen und Harnröhre.

10 Erkrankungen der Genitalorgane

10.6 Karzinome der Vulva und der Vagina

90 % der **Genitaltumoren** sind Plattenepithelkarzinome. Obwohl sich bei 90 % aller Vulvakarzinome Papilloma- oder Herpes-2-Viren nachweisen lassen, ist die Tumorentstehung des Vulvakarzinoms ebenso wie die des Vaginalkarzinoms unklar.

Ergänzen Sie die folgende Textpassage mit den unten stehenden Begriffen.

_____ beim _____ sind _____ und _____ beim _____. Große _____ können auch _____ und _____ hervorrufen. Bei einem Vulvakarzinom klagen die _____ meist über einen quälenden, _____, der sie zum Arzt führt.

Beschwerden, Betroffenen, chronischen Juckreiz, Druckgefühl, fleischwasserfarbener Fluor, Leitsymptome, Schmerzen, Tumoren, Vaginalkarzinom, Wasserlassen

10.6 Karzinome der Vulva und der Vagina

Leitsymptome beim Vaginalkarzinom sind fleischwasserfarbener Fluor und Beschwerden beim Wasserlassen. Große Tumoren können auch Druckgefühl und Schmerzen hervorrufen. Bei einem Vulvakarzinom klagen die Betroffenen meist über einen quälenden, chronischen Juckreiz, der sie zum Arzt führt.

Ergänzung

Therapie: Die Therapie ist je nach Stadium unterschiedlich. Beim Vulvakarzinom von mehr als 2 cm Größe ist die Vulvektomie erforderlich. Bei eingeschränkter Operabilität kommt eine Strahlen- und Chemotherapie in Betracht. Das Vaginalkarzinom wird mit Bestrahlung therapiert.
Humanes Herpes-simplex-Virus Typ 2 (HHV-2): Erreger des Herpes genitalis und des Herpes neonaturom (Folge einer Herpes-simplex-Virusinfektion im Genitalbereich der Frau). HHV-2 wird durch Schmierinfektion übertragen.
Karzinom: bösartiger Tumor, der immer vom Epithelgewebe ausgeht.
Papillomvirus: Das humane Papillomvirus (HPV) ist Verursacher einer Vielzahl von benignen Haut- und Schleimhauttumoren (z. B. Hautwarzen). Einige der HPV-Typen tragen aber auch als Kofaktor zur Entstehung von bösartigen Entartungen der Haut sowie des Zervixkarzinoms (→ K149) bei.

10 Erkrankungen der Genitalorgane

10.7 Gonorrhö

Bei der **Gonorrhö** *(Tripper)* handelt es sich um eine bakterielle, durch **Gonokokken** *(Neisseria gonorrhoeae)* hervorgerufene Infektionskrankheit mit meist deutlichen Beschwerden beim Mann und symptomarmem Verlauf bei der Frau. Etwa 25 % der infizierten Männer und 50 % der infizierten Frauen sind asymptomatische Keimträger. Die Inkubationszeit beträgt 1–14 Tage. Die Diagnose wird gesichert, indem ein Abstrich für die mikrobielle Diagnostik entnommen wird.

Vervollständigen Sie die folgende Textpassage mit den unten stehenden Begriffen.

Die Gonorrhö ist die häufigste _____ Geschlechtskrankheit. Sie wird in der Regel beim _____ übertragen. Die _____ beträgt _____ Tage. Bei der Frau kommt es zur Urethritis, _____ und Bartholinitis. Unbehandelt kann die _____ zu einer _____ oder _____ führen. Beim Mann kommt es ebenfalls zur _____ mit _____ beim Wasserlassen und eitrigem _____.

Ausfluss, Geschlechtsverkehr, Gonorrhö, Urethritis, Endometritis, Inkubationszeit, Zervizitis, 1–14, bakterielle, Adnexitis, Jucken oder Brennen

10.7 Gonorrhö

Die Gonorrhö ist die häufigste bakterielle Geschlechtskrankheit. Sie wird in der Regel beim Geschlechtsverkehr übertragen. Die Inkubationszeit beträgt 1–14 Tage. Bei der Frau kommt es zur Urethritis, Zervizitis und Bartholinitis. Unbehandelt kann die Gonorrhö zu einer Endometritis oder Adnexitis führen. Beim Mann kommt es ebenfalls zur Urethritis mit Jucken oder Brennen beim Wasserlassen und eitrigem Ausfluss.

Ergänzung

Komplikation: Unbehandelt kann die Gonorrhö weiter aufsteigen und zu einer Peritonitis *(Bauchfellentzündung)* führen. Dabei entwickeln die Betroffenen ein akutes schweres Krankheitsbild mit Abwehrspannung im Bauchraum, Übelkeit und Erbrechen. Außerdem können weitere Komplikationen auftreten, wie Adnexitis (➜K147) und Endometritis *(Entzündung der Gebärmutterschleimhaut)* bei der Frau, Prostatitis und Epididymitis *(Entzündung des Nebenhodens)* beim Mann, Sterilität, Endokarditis und Entzündung von Gelenken (➜K24) mit akut einsetzender Schwellung (sog. Monoarthritis gonorrhoica). Beim Neugeborenen kann es zu einer eitrigen Konjunktivitis kommen.
Therapie: Cephalosporine der 2. und 3. Generation. Die Therapie schließt immer die Partnerbehandlung mit ein, um sogenannte Ping-Pong-Infektionen zu vermeiden.

10 Erkrankungen der Genitalorgane

10.8 Lues

Die **Lues** *(Syphilis, harter Schanker)* ist eine langsam fortschreitende und in Stadien ablaufende, meldepflichtige Geschlechtskrankheit, die durch das Stäbchenbakterium **Treponema pallidum** hervorgerufen wird. Zur Diagnostik und Verlaufskontrolle der Syphilis stehen serologische Untersuchungen (TPPA-Test = Treponema-pallidum-Partikel-Agglutination, TPHA-Test = Treponema-pallidum-Hämagglutinations-Assay) zur Verfügung.

Nennen und erläutern Sie die einzelnen Stadien der Früh- und Spätsyphilis.

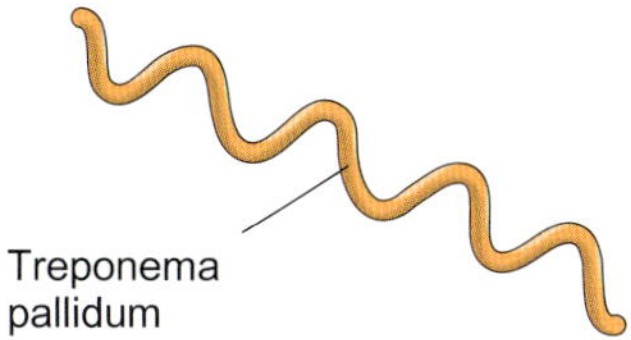

Abb. 10.2 Treponema pallidum. [L190]

Frühsyphilis:

1. **Primärstadium (Lues I):** Etwa 3 Wochen nach der Infektion entsteht an der Eintrittsstelle des Erregers der sog. **Primäraffekt.** Es handelt sich dabei um eine Entzündung, die sich zu einem gelblich belegten Ulkus *(Geschwür)* mit derbem Randwall und nässender Oberfläche *(Ulcus durum, harter Schanker)* entwickelt. Die Lymphknoten im Leistenbereich schwellen kurze Zeit später erheblich an. Die entzündeten Lymphknoten *(Lymphome)* sind schmerzlos und hart. Primäraffekt und die Lymphome werden als **Primärkomplex** bezeichnet.
2. **Sekundärstadium (Lues II):** 6–10 Wochen nach der Infektion treten Kopf- und Gliederschmerzen, generalisierte Lymphknotenschwellungen und ein nicht juckendes, makulo-papulöses Exanthem (→ K165) auf Haut und Schleimhäuten **(Syphilide)** auf. Weiterhin kann es zu Haarausfall, Angina, Iritis *(Entzündung der Regenbogenhaut),* Hepatitis (→ K103, → K104) und generalisierter Lymphknotenschwellung kommen.

Spätsyphilis:

1. **Tertiärstadium (Lues III):** 5–50 Jahre nach der Infektion bilden sich mit Krusten überzogene Papeln, die narbig abheilen oder ulzerieren. Alle Gewebe können befallen sein.
2. **Neurosyphilis:** 10–20 Jahre nach der Infektion treten neurologische Erscheinungen auf. Dazu gehören: Gangstörungen, Pupillenstörungen und Schmerzen durch eine Schädigung des Rückenmarks **(Tabes dorsalis).** Ferner kommt es zu Demenz (→ K189), Depression und Gedächtnisstörungen durch eine Entzündung der grauen Hirnsubstanz **(progressive Paralyse).**

10 Erkrankungen der Genitalorgane

10.9 Papillomvirusinfektion

Nahezu 20 % der sexuell aktiven Frauen sind **HPV-positiv** (HPV = Humanes Papillomvirus). Die häufigste HPV-Infektion mit den Serotypen *(Untergruppen von Mikroorganismen)* 6 und 11 führt zu **Condylomata acuminata** *(Feigwarzen, spitze Kondylome)*, die sich bei Männern im Bereich der Glans penis *(Eichel)* entwickeln. Der Virusnachweis erfolgt am besten durch eine PCR *(Polymerase-Kettenreaktion)* oder mit einem HVP-DNA-Test in Zellabstrichen.

Vervollständigen Sie die folgende Textpassage mit den unten stehenden Begriffen.

_____ imponieren als _____ angeordnete _____, die hauptsächlich _____, _____ und _____, aber auch den _____ befallen. Sie können von _____ anwachsen, sind _____ mit blumenkohlartigem Wachstum. Die _____ wird hauptsächlich durch _____ übertragen und die _____ kann Wochen bis Monate betragen.

Analbereich, Condylomata acuminata, Erkrankung, Geschlechtsverkehr, hahnenkammartig, Inkubationszeit, Portio uteri, weißlich bis fleischwasserfarben, Stecknadelkopf- bis Hühnereigröße, Vagina, Vulva, Wucherungen

10.9 Papillomvirusinfektion

Condylomata acuminata imponieren als hahnenkammartig angeordnete Wucherungen, die hauptsächlich Vulva, Vagina und Portio uteri, aber auch den Analbereich befallen. Sie können von Stecknadelkopf- bis Hühnereigröße anwachsen, sind weißlich bis fleischwasserfarben mit blumenkohlartigem Wachstum. Die Erkrankung wird hauptsächlich durch Geschlechtsverkehr übertragen und die Inkubationszeit kann Wochen bis Monate betragen.

Ergänzung

Klinisches Bild: Bei Befall der Portio finden sich flache, weißlich schimmernde Condylomata plana, bei Befall der Haut, z. B. im Inguinalbereich *(Leistenbereich),* haben sie das Aussehen von gewöhnlichen grau-weißen Warzen *(Kondylome).*
Therapie: Bei geringem Befund besteht die Therapie in dem lokalen Betupfen der Condylomata acuminata mit einem lokal wirkenden Zytostatikum. Bei ausgeprägtem Befall werden die Kondylome chirurgisch mit dem CO_2-Laser behandelt und abgetragen.
Die Serotypen HPV 16 und 18 sind Risikofaktor für das Zervixkarzinom (→ K149). Seit 2006 ist der Impfstoff Gardasil gegen die HPV-Typen 6, 11, 16 und 18 zugelassen. Die Impfung wird Mädchen zwischen zwölf und 17 Jahren empfohlen. Zurzeit sind mehr als 60 HPV-Typen bekannt.
Papillomvirus → K151, **Warzen** → K172

10 Erkrankungen der Genitalorgane

10.10 Herpes genitalis

Als **Herpes genitalis** wird eine durch **Herpes-simplex-Virus-Typ-2** *(HSV-2)* hervorgerufene Infektionskrankheit bezeichnet. Sie gehört zu den häufigsten sexuell übertragbaren Erkrankungen. Die Inkubationszeit beträgt 4–21 Tage und ist weit verbreitet (20- bis 30-prozentige Durchseuchung). Bei einem symptomatischen Herpes genitalis wird die Diagnose klinisch gestellt. Durch eine Zellkultur und einen Antigen-Nachweis mittels ELISA kann der Virus auch direkt nachgewiesen werden.

Vervollständigen Sie die folgende Textpassage mit den unten stehenden Begriffen.

Nach einer _____ mit _____ treten bei der Frau an der _____ der _____ und _____ 2–3 mm große _____ mit klarem _____ auf, die ein _____ und _____ hervorrufen. Die Betroffenen klagen beim _____ sowie beim _____ über _____. Bei _____ finden sich Bläschen in erster Linie an der _____.

Bläschen, Brennen, großen, Geschlechtsverkehr, Glans penis, Herpes-simplex-Viren-Typ-2, Infektion, Inhalt, Männern, Innenseite, Jucken, kleinen Labien, Schmerzen, Wasserlassen

10.10 Herpes genitalis

Nach einer Infektion mit Herpes-simplex-Viren-Typ-2 treten bei der Frau an der Innenseite der großen und kleinen Labien 2–3 mm große Bläschen mit klarem Inhalt auf, die ein Brennen und Jucken hervorrufen. Die Betroffenen klagen beim Wasserlassen sowie beim Geschlechtsverkehr über Schmerzen. Bei Männern finden sich Bläschen in erster Linie an der Glans penis.

Ergänzung

ELISA (Enzyme-Linked Immunosorbent Assay): Immunologische Methode zum Nachweis bestimmter Moleküle (z. B. Antigene) in Körperflüssigkeiten.
Prognose: Herpes genitalis ist eine häufig wiederkehrende Erkrankung. Das Virus überlebt in Ganglien sensibler Nerven und rezidiviert oft bei geschwächter Immunabwehr im Rahmen anderer Krankheiten, Stress oder während der Menstruation. Durch eine Ausbreitung der Viren sind Entzündungen des Gehirns und Neuralgie möglich.
Therapie: Nur durch Verwenden von Kondomen wird eine Infektion verhindert. Bei einzelnen, kleiner als 2 cm großen Bezirken wird Aciclovir-Salbe (z. B. Zovirax®-Creme) appliziert, bei ausgedehnterem Befall systemisch (oral oder intravenös) behandelt.
Herpes-simplex-Virus-Typ 2 → K151

10 Erkrankungen der Genitalorgane

10.11 Trichomoniasis

Als **Trichomoniasis** wird eine urogenitale Infektion vor allem von Harnblase und Vagina mit **Trichomonas urogenitalis** *(Trichomonas vaginalis)* bezeichnet. Der Erreger ist ein Parasit. Die Diagnose erfolgt durch einen Vaginalabstrich bei der Frau und durch einen Abstrich der Harnröhre beim Mann.

Nennen Sie mindestens vier Leitsymptome der Trichomoniasis.

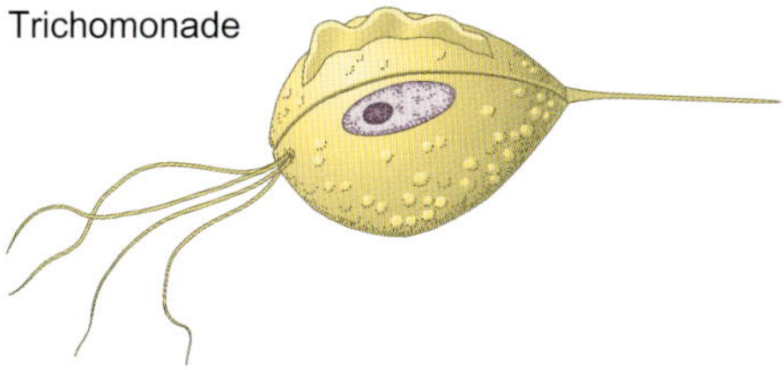

Abb. 10.3 Trichomonas vaginalis. [L190]

10.11 Trichomoniasis

Leitsymptome der Trichomoniasis:

1. **Juckreiz des äußeren Genitales** (vor allem Vagina)
2. **Eitriger, übel riechender Fluor genitalis** (pathologische Vaginalsekretion)
3. **Kolpitis** (akute oder chronische Entzündung der Vagina → K150)
4. **Rötung und Schwellung der Vaginalwand**
5. **Urethritis** (Entzündung der Harnröhrenschleimhaut)
6. **Zystitis** (Blasenentzündung → K131)

Ergänzung

Therapie: Behandlung erfolgt mit Metronidazol (z. B. Arilin® oder Clont®). Der Partner muss mitbehandelt werden. Bevorzugt wird die orale Einmaltherapie in leichten Fällen, bei Chronifizierung wird eine zehntägige orale Therapie durchgeführt.
Übertragung: Erfolgt fast immer direkt von Mensch zu Mensch durch Sexualkontakt. Eine Übertragung durch kontaminiertes Badewasser ist möglich.
Trichomonaden: Mehrgeißelige, birnenförmige Protozoen *(tierische Einzeller)*, die weltweit vorkommen und bevorzugt in den Körperhöhlen des Menschen zu finden sind. Die wichtigsten Trichomonaden sind: Trichomonas urogenitalis bzw. vaginalis befallen den Urogenitalbereich, Trichomonas hominis finden sich im Darm und Trichomonas tenax besiedeln die Mundhöhle.

11 Störungen der Immunreaktion

11.1 HIV-Infektion und AIDS

AIDS (Acquired Immune Deficiency Syndrome = *erworbenes Immundefektsyndrom*) ist eine Immunschwächekrankheit als Folge einer Infektion mit dem Humanen Immundefizienz-Virus (HIV). Es sind zwei HIV-Typen (HIV-1 und HIV-2) mit einigen Subtypen bekannt. Die HIV-Diagnose erfolgt per Suchtest mit Nachweis des HIV-Antikörpers und des p24-Antigens aus der Virushülle. Danach werden die Viruslast (Konzentration der HIV-RNA) und die CD4-Zellen zur Beurteilung des Immunsystems bestimmt.

Nennen Sie mindestens fünf Risikogruppen für eine HIV-Infektion.

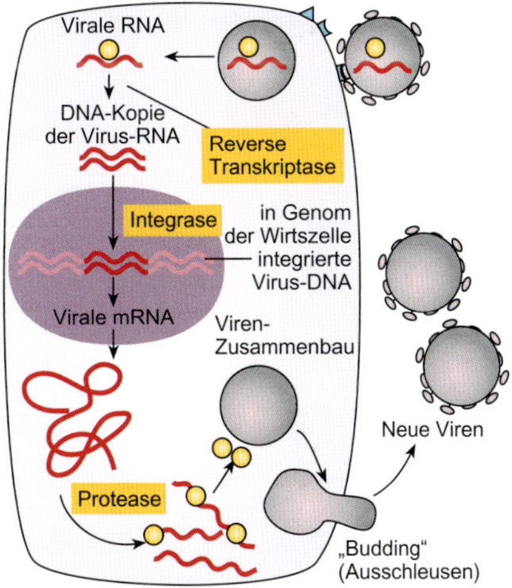

Abb. 11.1 Vermehrung des HIV in der Schemazeichnung. [L157]

Risikogruppen:

1. i. v.-Drogenabhängige, wenn sie Injektionsbestecke gemeinsam benutzen (needle sharing)
2. Einwanderer aus Ländern mit hohem HIV-Vorkommen (z. B. Zentral- und Südafrika)
3. Kinder infizierter Mütter
4. Männliche Homo- oder Bisexuelle mit häufig wechselnden Partnern, insbesondere, wenn sie ohne Kondom Analverkehr praktizieren (höhere Verletzungsrate und geringe Schutzwirkung der Analschleimhaut, „unsafe sex“)
5. Patienten, die vor 1986 Blut(-produkte) erhalten haben (vor allem Hämophilie-Erkrankte)
6. Prostituierte, die ohne Kondom arbeiten
7. Sextouristen

Die Berufsgruppen im Gesundheitswesen zählen *nicht* zu den Risikogruppen.

Ergänzung

Übertragung: durch den Kontakt mit virushaltigen Körpersekreten (alle Körperausscheidungen des HIV-Infizierten); besonders virushaltig und damit potenziell ansteckend sind Blut, Sperma, Vaginalsekret, Liquor und Muttermilch. Blut und Sperma sind die wichtigsten Übertragungswege. Das HI-Virus dringt durch kleinste (Schleim-)Hautverletzungen ein und baut in der Lymph- und Blutbahn seine Erbsubstanz in den T-Helferzellen ein. Das zelluläre Immunsystem bricht erst nach Jahren durch den Verlust von T-Helferzellen zusammen.
Neuro-AIDS: direkter Befall des Nervensystems (Makrophagen, Mikroglia) mit dem HIV.

11 Störungen der Immunreaktion

11.2 Allergie

Unter einer **Allergie** *(allergische Reaktion)* wird eine durch Antigenkontakt erworbene, überschießende Immunreaktion gegenüber eigentlich ungefährlichen körperfremden Antigenen verstanden. Die Extremform ist der lebensbedrohliche anaphylaktische Schock. Als Prävention gilt die Allergiekarenz, also die Vermeidung des Kontaktes mit einem Allergen.

Nennen und erläutern Sie die verschiedenen Typen allergischer Reaktionen.

Leitbeschwerden	
Grad I	• Lokale Beschwerden, z. B. Quaddeln, Juckreiz, Schnupfen, Niesen, Augentränen • Evtl. leichte Allgemeinreaktionen (z. B. Unruhe, Kopfschmerz)
Grad II	Zusätzlich: • Kreislaufstörungen (Blutdruckabfall, schneller Herzschlag) • Leichte Luftnot (durch Atemwegsverengung) • Evtl. Übelkeit, Erbrechen
Grad III	• Schock, schwere Luftnot • Bewusstseinstrübung • Fieber
Grad IV	Herz-Kreislauf-, Atemstillstand

Tab. 11.1 Schweregrade allergischer Reaktionen vom Typ I.

Die verschiedenen Typen allergischer Reaktionen:

1. **Typ I (Soforttyp):** Der Organismus reagiert nach Erstkontakt mit bestimmten Antigenen (z. B. Penicillin, Pollen) innerhalb von Sekunden bis Minuten mit einer besonders starken Bildung von Immunglobulinen des Typ IgE, die sich an die Oberfläche von Mastzellen *(Mastozyten)* und basophilen Granulozyten (Population von Leukozyten) heften. Bei erneutem Antigenkontakt setzen die Mastzellen Histamin frei.
2. **Typ II (zytotoxischer Typ):** Typ-II-Reaktionen werden durch Bindung von IgM- oder IgG-Antikörpern an zellständige Antigene ausgelöst. Es kommt zur Komplementaktivierung oder zur Aktivierung zytotoxischer Zellen mit Auflösung der antigentragenden Zellen.
3. **Typ III (Immunkomplex-Typ):** Unter bestimmten Umständen können sich zirkulierende Antigen-Antikörper-Komplexe (Immunkomplexe) in verschiedenen Geweben ablagern und dort eine schwere Gefäßentzündung hervorrufen.
4. **Typ IV (Spättyp):** Verzögert ab 12–72 h nach dem (erneuten) Antigenkontakt. Wird durch sensibilisierte T-Lymphozyten ausgelöst, die an den Ort der Antigenexposition einwandern, Zytokine *(Proteine, die das Wachstum von Zellen regulieren)* freisetzen und weitere Abwehrzellen aktivieren.

Ergänzung

Antigene: Strukturen (z. B. Eiweiße, Pilze oder Viren), die das Immunsystem aktivieren.
Immunglobuline (Antikörper): Proteine, die von den B-Lymphozyten produziert werden.

11 Störungen der Immunreaktion

11.3 Rheumatische Erkrankungen

Der ungenaue Überbegriff **„Rheuma"** ist ein Sammelbegriff für verschiedene Erkrankungen, die in die *entzündlich-rheumatischen Erkrankungen*, die *degenerativen rheumatischen Erkrankungen* und das *Weichteilrheuma* (Schmerzwahrnehmung im Bereich der Muskeln) unterteilt werden. Bei klinischem Verdacht folgen Blutuntersuchungen (Autoantikörper = Rheumafaktor, Anti-CCP = Autoantikörper gegen zyklische citrullinierte Peptide), BSG und CRP als Entzündungszeichen.

Benennen Sie anhand der Abbildung die extraartikulären Manifestationen (nicht an den Gelenken manifestierende Erscheinungen) einer rheumatoiden Arthritis.

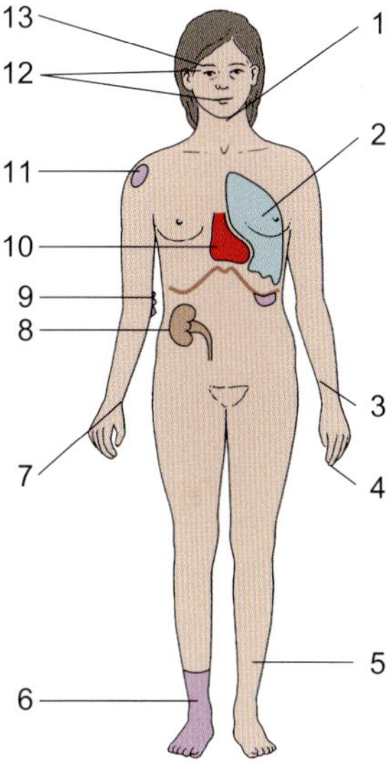

Abb. 11.2 Extraartikuläre Manifestationen bei rheumatoider Arthritis. [L190]

Extraartikuläre Manifestationen:

1. Atlanto-axiale Subluxation (Verschiebung der Gelenkflächen des ersten und zweiten Halswirbels gegeneinander beim Vorliegen einer unvollständigen Verrenkung)
2. Pleuraerguss, Fibrose, Pneumonitis (Flüssigkeitsansammlung in der Pleurahöhle, bindegewebiger Umbau des Lungengerüsts → K69)
3. Karpaltunnelsyndrom (→ K39)
4. Nagelveränderungen
5. Hautulzera *(Hautgeschwür)*
6. Sensorische distale Polyneuropathie (→ K58)
7. Tendovaginitis *(Sehnenscheidenentzündung)*
8. Amyloidose (Gruppe ätiologisch unterschiedlicher Krankheiten, denen die Ablagerung von pathologischen Proteinen in den Organen gemeinsam ist)
9. Rheumaknoten (subkutane, harte Knötchen an der Ellenbogenstreckseite)
10. Perikarditis (→ K9), Herzklappenveränderungen, granulomatöse Myokarditis
11. Bursitis *(Schleimbeutelentzündung)*
12. Sjögren-Syndrom *(entzündliche Zerstörung der Tränen- und Speicheldrüsen)*
13. Skleritis *(Lederhautentzündung des Auges)*

Ergänzung

Chron. Polyarthritis (rheumatoide Arthritis): Autoantikörper gegen Immunglobulin G (Rheuma-Faktor), Produktion proinflammatorischer Zytokine. Synovia ist verdickt, Gelenkknorpel wird zerstört.

12 Störungen der Blutbildung und -gerinnung

12.1 Agranulozytose

Unter einer **Agranulozytose** versteht man einen Abfall der Granulozytenwerte unter 500/µl (µ = Mikro 10^{-6}). **Granulozyten** gehören zur Gruppe der weißen Blutkörperchen *(Leukozyten)* und sind Teil der zellulären Immunabwehr.

Erklären Sie kurz, was man unter einer allergischen Agranulozytose versteht.

12.1 Agranulozytose

Allergische Agranulozytose:

Die allergische Agranulozytose kann nach Einnahme von Arzneimitteln, wie z. B. Metamizol (z. B. Novalgin®), Thyreostatika (Carbimazol, Thiamazol), Sulfonamide oder dem Neuroleptikum Clozapin, auftreten. Die Betroffenen werden innerhalb kürzester Zeit schwer krank. Hauptsymptome sind hohes Fieber mit Schüttelfrost, eine geschwürige Mandelentzündung sowie zahlreiche (Mund-)Schleimhautnekrosen. Das Risiko einer Sepsis *(Blutvergiftung)* ist hoch.

Ergänzung

Prognose der allergischen Agranulozytose: Überlebt der Patient die akute Phase, ist die Prognose gut. Das verursachende Arzneimittel muss er lebenslang meiden.
Therapie: Bei Fieber ist die Sicherung der Erreger ebenso indiziert wie die Gabe eines Breitbandantibiotikums.
Thyreostatika: Arzneistoffe, die die Synthese von Schilddrüsenhormonvorstufen blockieren.

12.2 Leukämien

Je nach der Abstammung der entarteten Blutkörperchen werden die **Leukämien** (Leukämie = „weißes Blut", maligne Erkrankung der weißen Blutzellen mit unkontrollierter Bildung insbesondere von Vorstufen der Leukozyten) unterteilt in **lymphatische Leukämien** und **myeloische** *(nichtlymphatische)* **Leukämien.** Eine Verdachtsdiagnose ist meist durch ein Blutbild möglich, das typischerweise viele unreife Leukozytenvorstufen *(Blasten)*, aber wenige reife Erythrozyten, Leukozyten und Thrombozyten zeigt. Eine Knochenmarkuntersuchung ist zwingend, da nur die exakte Klassifikation der Leukämie eine Prognoseabschätzung und Therapieplanung erlaubt. Sonografie des Abdomens und Liquorpunktion können erfolgen.

Füllen Sie die rechte Spalte der Tabelle aus.

Form	Klinisches Bild
Akute Leukämie	
Chronisch-myeloische Leukämie (CML)	
Chronisch-lymphatische Leukämie (CLL)	

Tab. 12.1 Leukämien und ihr klinisches Bild.

Form	Klinisches Bild
Akute Leukämie	Sie beginnt mit uncharakteristischen Allgemeinsymptomen (Leistungsabfall, unklares Fieber), kombiniert mit Beschwerden durch einen Mangel an normalen Blutzellen (Anfälligkeit für Infekte, Beschwerden aufgrund einer Anämie, Blutungen infolge Thrombozytopenie → K164), evtl. Lymphknotenschwellung, Vergrößerung von Milz und Leber.
Chronisch-myeloische Leukämie (CML)	Sie beginnt meist uncharakteristisch und schleichend. Die Patienten fühlen sich abgeschlagen und müde und können Oberbauchbeschwerden durch die vergrößerte Milz haben.
Chronisch-lymphatische Leukämie (CLL)	Verläuft symptomlos oder -arm. Leitsymptom ist eine symmetrische, schmerzlose Lymphknotenvergrößerung. Viele Patienten neigen zu Infektionen oder haben unklare Hauterscheinungen. Leber und Milz können vergrößert sein *(Hepatosplenomegalie)*.

Tab. 12.1 Leukämien und ihr klinisches Bild.

Ergänzung

Akute Leukämien: hochmaligne Erkrankungen, bei den es sich in ca. 80 % der Fälle um akute myeloische Leukämien (AML) und bei 20 % um akute lymphatische Leukämien (ALL) handelt. Die Prognose akuter Leukämien bei Erwachsenen ist schlechter als bei Kindern.

12 Störungen der Blutbildung und -gerinnung

12.3 Plasmozytom

Typisch für das **Plasmozytom** *(M. Kahler, multiples Myelom)* ist die unkontrollierte Proliferation eines Klons einer Plasmazelle (das reifste Differenzierungsstadium der B-Lymphozyten; ihre Funktion ist die Produktion von Antikörpern), der unkontrolliert Immunglobuline (meist IgA oder IgG) produziert, den Knochen zerstört und die normale Blutbildung verdrängt. Tritt meist bei über 60-jährigen Patienten auf.
Die Diagnosesicherung erfolgt durch Anamnese, körperliche Untersuchung, CT (z. B. von Hals, Thorax und Abdomen), Biopsie (z. B. Knochenmark und Lymphknoten), PET (Positronenemissionstomografie = nuklearmedizinisches Verfahren), Labordiagnostik (Leukozyten, C-reaktives Protein, Kreatinin, GOT, GPT, alkalische Phosphatase).

Nennen Sie mindestens sechs Symptome eines Plasmozytoms.

12.3 Plasmozytom

Symptome:

1. Osteolytische *(Knochen auflösende)* Destruktionen *(Zerstörungen)* der Knochen, häufig betroffen sind Wirbelkörper, Rippen, Schädel, Becken, Femur und/oder Humerus
2. Knochenschmerzen und Spontanfrakturen (pathologische Frakturen)
3. Abgeschlagenheit und Leistungsminderung (Leistungsknick)
4. Anämie (→ K163) und Infektneigung
5. Gewichtsverlust (bedingt durch Appetitlosigkeit)
6. Subfebrile Temperaturen
7. Nachtschweiß
8. Hyperviskositätssyndrom infolge eines hohen Eiweißgehalts mit Durchblutungsstörungen
9. Niereninsuffizienz (→ K135, → K136) vor allem durch die Hyperkalzämie
10. Hyperkalzämie (→ K143)

Ergänzung

Laborwerte: Die BSG ist extrem beschleunigt (1-h-Wert: ≥ 100 mm n. W.)
Prognose: mittlere Überlebenszeit nach Eintritt einer Behandlungsbedürftigkeit 6–7 Jahre.

PFLEGEHINWEISE

Spezielle Pflegemaßnahmen bei Chemo- oder Bestrahlungstherapie. Engmaschige Vitalzeichenkontrolle. Durch allgemeine Abgeschlagenheit und Anämie Unterstützung bei allen Lebensaktivitäten. Beobachtung, Kontrolle und ausreichende regelmäßige Analgesierung nach AV.

12.4 Anämie

Der **Anämie** liegt eine Verminderung der Hämoglobinkonzentration, der Erythrozytenzahl und des Hämatokrits bei normalem Blutvolumen zugrunde (Hb ≤ 12 g/dl bei Frauen, Hb ≤ 13 g/dl bei Männern). Hierbei handelt es sich um eine eigenständige Krankheit. Die Diagnose ist durch ein einfaches Blutbild möglich *(Erythrozytenindizes)*. Weitere Untersuchungen sind Blutuntersuchungen *(Blutausstrich)*, Ferritin *(Eisenspeicherprotein)*, Transferrinsättigung (Beladung des Transportproteins Transferrin mit Eisen), Vitamin-B_{12}-, und Folsäurespiegel im Blut.

Füllen Sie die rechte Spalte der Tabelle aus.

Form	Klinisches Bild
Aplastische Anämien und Panzytopenie	
Eisenmangelanämie	
Hämolytische Anämien	
Megaloblastäre Anämien	

Tab. 12.2 Anämien.

12.4 Anämie

Form	Klinisches Bild
Aplastische Anämien und Panzytopenie	Die Betroffenen klagen über Müdigkeit, verminderte Belastbarkeit, Herzklopfen und Schwindel.
Eisenmangelanämie	Zusätzlich zu den allgemeinen Symptomen einer Anämie (→ K163) haben die Patienten oft Hohlnägel und Haarausfall.
Hämolytische Anämien	Zusätzlich zu den allgemeinen Anämiesymptomen können eine chronische Milzvergrößerung *(Splenomegalie)* und ein Ikterus *(Gelbsucht)* auftreten.
Megaloblastäre Anämien	Zusätzlich zu den allgemeinen Anämiesymptomen bestehen neurologische Störungen, wie z. B. Gangstörungen und Kribbeln an Händen und Füßen.

Tab. 12.2 Anämien.

Ergänzung

Hämolyse: Zerstörung von Erythrozyten durch Schäden der Erythrozytenmembran.
Megaloblasten: große, zellkernhaltige Erythrozytenvorstufen im Knochenmark.

12 Störungen der Blutbildung und -gerinnung

12.5 Hämorrhagische Diathesen

Typisch für **hämorrhagische Diathesen** (Diathese = Neigung zu einer bestimmten Erkrankung) sind Blutungen, die im Verhältnis zur vorliegenden Verletzung oder Erkrankung zu lang, zu stark oder sogar spontan auftreten.
Menschen mit erhöhter Blutungsneigung sollten immer einen Notfallausweis bei sich tragen, der teilweise krankheitsspezifisch verfügbar ist (Antikoagulanzien-Pass, Hämophilie-Ausweis). Die Diagnose ist durch einfache Thrombozytenzählung möglich.

Erklären Sie, was man unter einer Hämophilie und einer Thrombozytopenie versteht.

12.5 Hämorrhagische Diathesen

1. **Hämophilie** *(Bluterkrankheit):* Angeborene Koagulopathie, bei der einzelne Gerinnungsfaktoren nicht oder nicht ausreichend gebildet werden (Hämophilie A = Fehlen/Inaktivität von Faktor VIII, Hämophilie B = Fehlen/Inaktivität von Faktor IX). Die Betroffenen haben bereits nach kleinen Verletzungen ausgedehnte Blutungen. Auch Spontanblutungen in Muskelgewebe und in Gelenke sind möglich.
2. **Thrombozytopenie** (zu geringe Thrombozytenzahl, ‹ 140 000/µl Blut): Sowohl eine Thrombozytopenie als auch eine Thrombozytopathie *(Funktionsstörung der Blutplättchen)* führen zu erhöhter Blutungsneigung. Das klinische Bild besteht in der Entwicklung von punktförmigen Hautblutungen *(Petechien)* und Blutungen an den Schleimhäuten. Zusätzlich können großflächige, gastrointestinale Blutungen auftreten.

Ergänzung

Hämophilie A: X-chromosomal-rezessiv vererbte Koagulopathie, bei der die Bildung des Gerinnungsfaktors VIII gestört ist.
Hämophilie B: X-chromosomal-rezessiv vererbte Koagulopathie, bei der der Gerinnungsfaktor IX betroffen ist.
Koagulopathie: angeborene oder erworbene Gerinnungsstörungen durch Mangel an plasmatischen Gerinnungsfaktoren.

13 Erkrankungen der Haut und Hautanhangsgebilde

13.1 Primäre und sekundäre Effloreszenzen

Bei vielen Patienten macht sich eine Hauterkrankung durch ein **Exanthem** *(Hautausschlag)* oder **Enanthem** *(Ausschlag an der Schleimhaut)* bemerkbar. Ihre kleinsten Einzelelemente sind die **Effloreszenzen** *(Hautblüte)*. Die Effloreszenzen können kombiniert auftreten. Die genaue Beschreibung der Effloreszenzen, Lokalisation und Ausbreitungsmuster sind unverzichtbar in der dermatologischen Diagnostik.

Ergänzen Sie die folgende Textpassage mit den unten stehenden Begriffen.

_____ werden sowohl nach ihren _____ als auch nach ihrer _____ eingeteilt. _____ werden _____ durch die _____ hervorgerufen (z. B. _____ = Fleck, Papula = _____). _____ entwickeln sich im _____ an primäre Effloreszenzen, durch _____ oder _____ wie _____ (z. B. _____ = Schuppe, Crusta = _____).

äußere Manipulationen, Anschluss, Effloreszenzen, Entstehung, Entzündungen, Hauterkrankungen, Macula, Kratzen, Knötchen, morphologischen Eigenschaften, primäre Effloreszenzen, Kruste, sekundäre Effloreszenzen, unmittelbar, Squama

13.1 Primäre und sekundäre Effloreszenzen

Effloreszenzen werden sowohl nach ihren morphologischen Eigenschaften als auch nach ihrer Entstehung eingeteilt. Primäre Effloreszenzen werden unmittelbar durch die Hauterkrankungen hervorgerufen (z. B. Macula = Fleck, Papula = Knötchen). Sekundäre Effloreszenzen entwickeln sich im Anschluss an primäre Effloreszenzen, durch Entzündungen oder äußere Manipulationen wie Kratzen (z. B. Squama = Schuppe, Crusta = Kruste).

Ergänzung

Dermatosen: Hautkrankheit bzw. krankhafte Veränderungen der Haut, die meist auf die Haut beschränkt bleiben (z. B. Sonnenbrand). Manche Dermatosen können auf innere Organe übergreifen, wie etwa Hautkrebs (→ K175) durch Metastasierung.
Form und Lokalisation der Effloreszenzen: Effloreszenzen sind Veränderungen der erkrankten Haut, welche elliptisch, rund oder polygonal sein können. Der Übergang zur gesunden Haut ist scharf oder unscharf. Areale, an denen krankheitsspezifische Hautveränderungen bevorzugt auftreten (z. B. Mundschleimhaut), nennt man **Prädilektionsstellen.**

13 Erkrankungen der Haut und Hautanhangsgebilde

13.2 Neurodermitis

Typisch für **Neurodermitis** *(atopische Dermatitis, atopisches Ekzem, endogenes Ekzem)* ist eine chronisch-rezidivierende Entzündung der trockenen Haut mit Juckreiz, Rötung, Nässen, Schuppung und Krustenbildung. Eine deutliche Besserung der Symptomatik tritt bei Klimawechsel auf (z. B. Meeresklima). Diese Erkrankung ist multifaktoriell bedingt und tritt familiär gehäuft auf. Betrifft v. a. Kinder und jüngere Erwachsene. Oft besteht eine gleichzeitige Überempfindlichkeit gegen Umweltstoffe wie Pollen, Hausstaubmilben, Tierhaare, Nahrungsmittel. Die Diagnose erfolgt in der Regel klinisch.

Ergänzen Sie in der Abbildung die Ursachen der Neurodermitis.

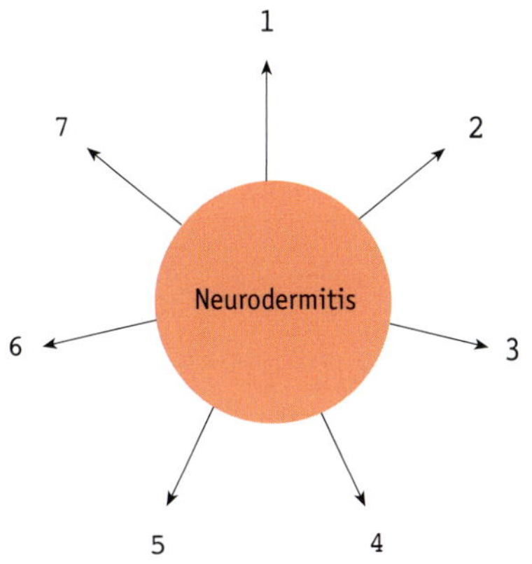

Abb. 13.1 Ursachen der Neurodermitis. [L190]

1. Klima
2. Allergene
3. Familiäre Veranlagung
4. Gestörte Schutzfunktion der Haut
5. Störungen der zellulären und humoralen Immunität
6. Neurodermitis-Persönlichkeit
7. Emotionen, Stress
8. Fettstoffwechselstörungen der Haut

Ergänzung

Komplikationen: Gefährlich sind für die Betroffenen eine Superinfektion mit Staphylokokken, die sich durch zusätzliche Pusteln und gelbe Krusten zeigt, sowie eine Superinfektion mit dem Herpes-simplex-Virus **(Eczema herpeticatum).** Diese kann bei Säuglingen und Kleinkindern zu einer generalisierten Herpesinfektion mit hohem Fieber und schlechtem Allgemeinbefinden führen.
Ekzem *(Juckflechte):* Sammelbezeichnung für verschiedene entzündliche und juckende Hauterkrankungen mit meist chronisch-schubförmigem Verlauf.
Pruritus *(Juckreiz, Hautjucken):* Häufiges Symptom vieler Allgemein- und Hauterkrankungen. Allgemeinerkrankungen mit Juckreiz sind etwa Leberzirrhose (→K106) oder Diabetes mellitus (→K128). Bei diesen Erkrankungen tritt der Juckreiz aber eher am ganzen Körper *(generalisiert)* auf.

13 Erkrankungen der Haut und Hautanhangsgebilde

13.3 Psoriasis vulgaris

Bei der **Psoriasis vulgaris** *(Psoriasis, Schuppenflechte)* handelt es sich um eine erbliche, rezidivierende, entzündliche Hauterkrankung, die durch eine gesteigerte Zellneubildung der Oberhaut mit Verhornungsstörungen gekennzeichnet ist. 2–5 % der Europäer sind betroffen. Die Psoriasis ist als eine systemische chronisch-entzündliche Erkrankung anzusehen. Die Diagnosestellung ist meist klinisch und aufgrund der Psoriasis-Phänomene möglich.

Erklären Sie kurz, was man unter der Psoriasis arthropathica versteht.

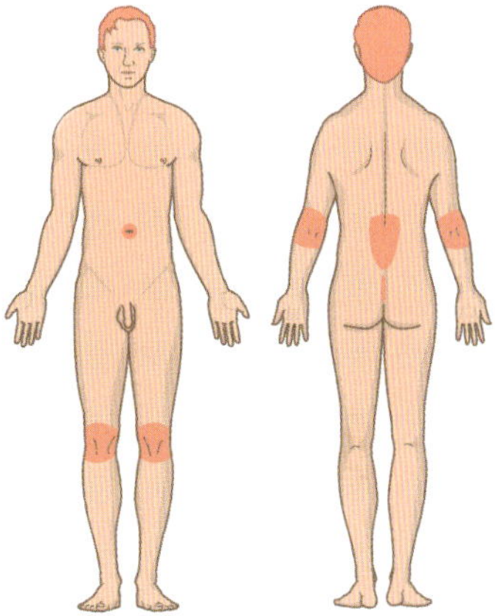

Abb. 13.2 Prädilektionsstellen der Psoriasis vulgaris. [L138]

Psoriasis arthropathica:

Bei ca. 5 % der an Psoriasis Erkrankten ist das Skelettsystem beteiligt *(Psoriasis arthropathica)*. Betroffen sind vor allem die distalen Finger- und Zehengelenke sowie die Sakroiliakalgelenke *(Kreuz-Darmbein-Gelenke)*. Bei schweren Verlaufsformen, die mit Knochen- und Gelenkdeformierungen einhergehen, sind die Betroffenen erheblich behindert.

Ergänzung

Klinisches Bild: Typische Symptome der Psoriasis sind rote Papeln und Plaques, die im weiteren Verlauf von silbrig glänzenden Schuppen bedeckt sind. Sie entstehen durch eine beschleunigte Vermehrung und eine gestörte Reifung der **Keratinozyten** *(Hauptzellen der Oberhaut)*. Es kann zu Juckreiz kommen.

Krankheitsentstehung: Die Psoriasis vulgaris ist eine der häufigsten Hauterkrankungen und gehört zu den Verhornungsstörungen. Sie ist durch ein Zusammenspiel genetischer Faktoren und exogener Auslöser (z. B. Medikamente, Stress) bedingt (multifaktorielle Genese).

PFLEGEHINWEISE

Kühlende Waschungen reduzieren den Juckreiz, Haut vorsichtig reinigen, abtupfen, individuelle Hautpflege (feuchtigkeits- und fettreich, ohne Zusätze), weiche angenehme Kleidung tragen, Beratung des Patienten bzgl. Triggerfakoren und ausgeglichener Lebensführung. Nach Phototherapie Sonnenlicht meiden, spezielle Sonnenbrille tragen.

13 Erkrankungen der Haut und Hautanhangsgebilde

13.4 Impetigo contagiosa

Als **Impetigo contagiosa** *(Grindblasen, Grindflechte, Impetigo vulgaris)* wird eine oberflächliche Infektion der Haut durch Streptokokken oder Staphylokokken bezeichnet. Sie betrifft überwiegend Kinder, selten Erwachsene. Diagnostisch wichtig sind das charakteristische klinische Bild und der Erregernachweis (z. B. aus Abstrichen von Haut, Nase und Rachen). Differenzialdiagnostisch muss eine Infektion mit Herpes simplex ausgeschlossen werden.

Vervollständigen Sie die folgende Textpassage mit den unten stehenden Begriffen.

Bei der _____, deren Erreger _____ sind, bilden sich _____, die sich zu _____ weiterentwickeln. Nach deren _____ entwickeln sich honiggelbe _____ auf _____. Besonders betroffen sind das _____ und die _____. Bei der _____, die oft durch _____ hervorgerufen wird, sind die _____ größer und _____.

Blasen, Extremitäten, gerötetem Grund, Gesicht, großblasigen Impetigo contagiosa, kleinblasigen Impetigo contagiosa, kleine Bläschen, Krusten, Platzen, Pusteln, stabiler, Staphylokokken, Streptokokken

13.4 Impetigo contagiosa

Bei der kleinblasigen Impetigo contagiosa, deren Erreger Streptokokken sind, bilden sich kleine Bläschen, die sich zu Pusteln weiterentwickeln. Nach deren Platzen entwickeln sich honiggelbe Krusten auf gerötetem Grund. Besonders betroffen sind das Gesicht und die Extremitäten. Bei der großblasigen Impetigo contagiosa, die oft durch Staphylokokken hervorgerufen wird, sind die Blasen größer und stabiler.

Ergänzung

Komplikationen: Hauptkomplikation ist bei der Impetigo contagiosa ein staphylogenes Lyell-Syndrom (großflächige, blasige Abhebung der Oberhaut mit schmerzhaften Erosionen). Bei der kleinblasigen Impetigo contagiosa tritt selten als Streptokokkenzweiterkrankungen eine Glomerulonephritis auf (→ K133).
Follikulitis: oberflächliche Entzündung des Haarbalges durch Staphylokokken.
Furunkel: tiefe Entzündung des Haarbalges mit Abzessbildung (Erreger: Staphylokokken).
Karbunkel: flächenhafte, eitrige Entzündung durch Verschmelzen mehrerer Furunkel (Erreger: Staphylokokken).

13.5 Dermatomykosen

Dermatomykosen sind lokale Pilzinfektionen der Haut, die durch **Dermatophyten** *(Fadenpilze)* und **Hefen** *(Sprosspilze)* bedingt sind. Sie stellen die häufigsten infektiös bedingten Hauterkrankungen dar, die aber in der Regel harmlos sind. Die Verdachtsdiagnose ergibt sich aus dem klinischen Bild. Unterstützend kann die **Woodlampe** *(Diagnoselampe mit UV-Licht)* sein, da unter deren fluoreszierendem Licht pilzbefallene Hautpartien z. T. aufleuchten. Die Diagnosesicherung erfolgt durch mikroskopischen Erregernachweis oder Pilzkultur aus Hautschuppen, Haaren oder Nagelspänen.

Füllen Sie die rechte Spalte der Tabelle aus.

Erreger	Befallene Körperregion
Dermatophyten *(Fadenpilze)*	
Hefepilze (*Sprosspilze*, z. B. Candida albicans)	

Tab. 13.1 Häufig befallene Körperregionen durch Dermatophyten und Hefepilze.

!

Erreger	Befallene Körperregion
Dermatophyten *(Fadenpilze)*	• Fuß (Tinea pedis) • Leiste (Tinea inguinalis) • Kopfhaar (Tinea capitis) • Nägel (Tinea unguium)
Hefepilze (*Sprosspilze*, z. B. Candida albicans)	• Hautfalten in Leistenbeugen, Achselhöhlen, unter Brüsten und Fettschürzen (Soorintertrigo) • Zwischenfingerräume (Interdigitalmykose) • Nägel, Nagelwall (Paronychie)

Tab. 13.1 Häufig befallene Körperregionen durch Dermatophyten und Hefepilze.

Ergänzung

Onychomykose *(Nagelpilz):* Nagelerkrankung durch Pilze (z. B. Dermatophyten, Schimmelpilze), die zu einer gelb-bräunlichen Verfärbung der betroffenen Nagelplatte führt. Später wird der Nagel durch Wachstumsstörungen dicker und höckerig. Die Entstehung einer Onychomykose wird gefördert durch Diabetes mellitus, Durchblutungsstörungen oder Mikrotraumata, z. B. einengende Schuhe, Maniküreverletzungen, lange Nägel.

13.6 Pedikulose

Als **Pedikulose** *(Läusebefall, Pediculosis)* werden Erkrankungen bezeichnet, die durch Läuse bedingt sind. Insbesondere die Kopflauserkrankungen haben in den letzten Jahren an Häufigkeit zugenommen. Um eine Diagnose zu stellen, nimmt der Untersucher den gesamten Körper in Augenschein und betrachtet ihn mit einer Lupe bei guter Beleuchtung. Dabei ist es wichtig, die Schambehaarung, die Achselhöhlen und die Wimpern zu untersuchen. Die gelbgraue Farbe der Läuse erschwert es, sie auf heller Haut zu erkennen. Nach einem Blutmahl nehmen die Läuse eine rostrote Farbe an und sind dann besser sichtbar.

Füllen Sie die rechte Spalte der Tabelle aus.

Läuse	Klinisches Bild
Filzläuse *(Phthirus pubis)*	
Kleiderläuse *(Pediculus humanus corporis)*	
Kopfläuse *(Pediculus humanus capitis)*	

Tab. 13.2 Klinisches Bild bei Läusebefall.

13.6 Pedikulose

Läuse	Klinisches Bild
Filzläuse *(Phthirus pubis)*	Der Juckreiz ist mäßig und nachts stärker als am Tag. Typisch sind kleinste Blutergüsse in der befallenen Region, die als bläuliche Flecke imponieren *(Maculae coeruleae, Taches bleues)*. Bevorzugen die Nähe zu Duftdrüsen
Kleiderläuse *(Pediculus humanus corporis)*	Rufen durch ihren Speichel Rötungen, Quaddeln und Knötchen mit starkem Juckreiz hervor, die sich durch das Kratzen entzündlich verändern können
Kopfläuse *(Pediculus humanus capitis)*	Die Läusebisse führen zu hochroten, quaddelähnlichen Papeln, die aufgrund des Läusespeichels stark jucken. Durch das Kratzen können Hautwunden und Entzündungen entstehen. Häufig sind die Haare stark verfilzt

Tab. 13.2 Klinisches Bild bei Läusebefall.

13 Erkrankungen der Haut und Hautanhangsgebilde

13.7 Skabies

Als **Skabies** *(Krätze)* wird eine durch die **Krätzmilbe** *(Sarcoptes scabiei)* hervorgerufene, ansteckende und parasitäre Hauterkrankung mit starkem Juckreiz bezeichnet. Der Mensch ist der einzige Wirt der Krätzmilbe. Die Diagnose erfolgt klinisch. Charakteristisch sind mehrere Millimeter lange, strichförmige Milbengänge mit einem Milbenhügel am Ende, unter dem das Weibchen sitzt.

Nennen Sie die Prädilektionsstellen des menschlichen Körpers, die von der Krätzmilbe befallen werden.

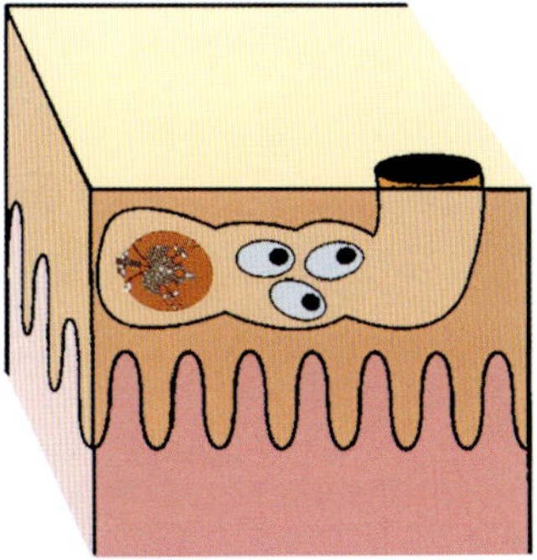

Abb. 13.3 Milbengänge der Krätzmilbe. [E966]

13.7 Skabies

Prädilektionsstellen:

1. Interdigitalfalten an Händen und Füßen
2. Finger
3. Beugeseite der Handgelenke
4. Vordere Achselfalte
5. Brustwarzenhof
6. Ellenbeugen
7. Nabelregion
8. Penisschaft

Ergänzung

Auffällig sind winkelige Gänge in der Haut *(Epidermis)*, an deren Ende die weibliche Milbe in einem „Milbenhügel" vorzufinden ist. Die Diagnostik wird durch die klinische Untersuchung und die mikroskopische Abtragung und Begutachtung eines Hautstücks vervollständigt.

Therapie: äußerliche Anwendung eines Antiparasitikums. Die Haut wird mit Benzylbenzoat (z. B. Antiscabiosum®), Lindan (z. B. Delitex®) oder Permethrin (z. B. Infectopedicul®) eingerieben.

Übertragung: Mensch zu Mensch, hauptsächlich beim Geschlechtsverkehr, aber auch durch engen Körperkontakt. Die Inkubationszeit beträgt ca. 2–5 Wochen.

13 Erkrankungen der Haut und Hautanhangsgebilde

13.8 Verrucae

Als **Verrucae** *(Warzen)* werden gutartige Hautneubildungen bezeichnet, die durch humane Papillomviren mit ca. 140 Typen hervorgerufen werden. Das humane Papillomvirus (HPV) ist Verursacher einer Vielzahl von benignen Haut- und Schleimhauttumoren. Die Inkubationszeit beträgt 6 Wochen bis 20 Monate.
Die humanen Papillomaviren sind deshalb von Bedeutung, weil sie an der Karzinomentstehung beteiligt sind, insbesondere im Genitalbereich. Eine Impfung gegen bestimmte HPV-Typen wird für alle jungen Mädchen empfohlen.

Nennen und erläutern Sie drei Warzenformen.

13.8 Verrucae

Warzenformen:

1. **Verrucae vulgares** *(gewöhnliche Warzen):* Sind harte Papeln, die allmählich wachsen und durch zunehmende Verhornung immer rauer und dunkler werden. Durch Bluteinlagerungen können sie sich schwärzlich verfärben.
2. **Verrucae planae juveniles** *(plane Warzen, Flachwarzen):* Flache Papeln, die plötzlich in großer Zahl aufschießen können. Betroffen sind vor allem Kinder und Jugendliche, vorzugsweise im Gesicht und an den Händen.
3. **Verrucae plantares** *(Dornwarzen, Plantarwarzen, Fußsohlenwarzen):* Haben eine kaum vorgewölbte Oberfläche und sind vor allem an der Fußsohle und am Zehenballen lokalisiert. Bei jedem Schritt werden sie durch das Körpergewicht in die Haut eingedrückt.
4. **Condylomata acuminata** *(Feigwarzen, spitze Kondylome):* Durch Papillomviren verursachte Warzen, die bevorzugt im feuchten Milieu des Genital- und Analbereichs entstehen.

Ergänzung

Verrucae filiformes *(Pinsel- oder Fadenwarzen):* Fadenförmige Wucherungen, Sonderfall der gewöhnlichen Warze. Häufig bei älteren Menschen an den Augenlidern und im Gesicht.
Mollusca contagiosa *(Dellwarzen):* Verursacher ist ein Virus der Pockengruppe. Halbkugelig vorgewölbte Papeln mit zentraler Delle, nach Anritzen lässt sich eine breitartige Masse herausdrücken.

13.9 Allergisches Kontaktekzem

Unter dem **allergischen Kontaktekzem** wird eine akute oder chronische **Dermatitis** *(Ekzem)* verstanden. Es wird durch eine allergische Reaktion vom Typ IV nach Hautkontakt mit einer allergisierenden Substanz (z.B. Duft-, Farb- und Konservierungsstoffe) hervorgerufen. Die Diagnose wird aufgrund der Anamnese, einer Allergietestung und einer Hautbiospie gestellt. Oft ist es schwierig, die auslösende Substanz oder das verursachende Allergen zu finden und damit zwischen toxischem und allergischem Kontaktekzem zu unterscheiden.

Füllen Sie die rechte Spalte der Tabelle aus.

Kontaktdermatitis	Definition
Allergisches Kontaktekzem	
Photoallergische Reaktion	
Phototoxische Reaktion	
Toxisches Kontaktekzem	

Tab. 13.3 Allergische und nichtallergische Kontaktekzeme.

Kontaktdermatitis	Definition
Allergisches Kontaktekzem	Dosis- oder konzentrationsunabhängige Reaktion nach vorangegangener Sensibilisierung
Photoallergische Reaktion	Durch Kontakt mit Substanzen, die bei Lichteinwirkung allergische Reaktionen hervorrufen, nach vorangegangener Sensibilisierung
Phototoxische Reaktion	Durch Kontakt mit Substanzen, die erst bei Lichteinwirkung toxisch wirken, z. B. Rivanol, Teer
Toxisches Kontaktekzem	Dosis- oder konzentrationsabhängige direkte Hautschädigung durch eine toxisch wirkende Substanz

Tab. 13.3 Allergische und nichtallergische Kontaktekzeme.

Ergänzung

Dermatitis *(Ekzem):* entzündlicher, juckender Hautausschlag, bei dem vor allem Bläschen, Knötchen oder Rötungen an der Haut zu beobachten sind.

13 Erkrankungen der Haut und Hautanhangsgebilde

13.10 Urtikaria

Typisch für die **Urtikaria** *(Nesselsucht, Nesselfieber, Quaddelsucht)* ist ein aus Quaddeln bestehendes **Exanthem** *(Hautausschlag)*, das typischerweise stark juckt und oft auf eine allergische Reaktion zurückzuführen ist. Am hilfreichsten in der Diagnostik ist eine genaue Anamnese, um die Begleitumstände der Urtikaria abzuklären. Ferner sollten nach einer körperlichen Untersuchung Infektionen, bekannte Allergien und Autoimmunerkrankungen abgeklärt werden.

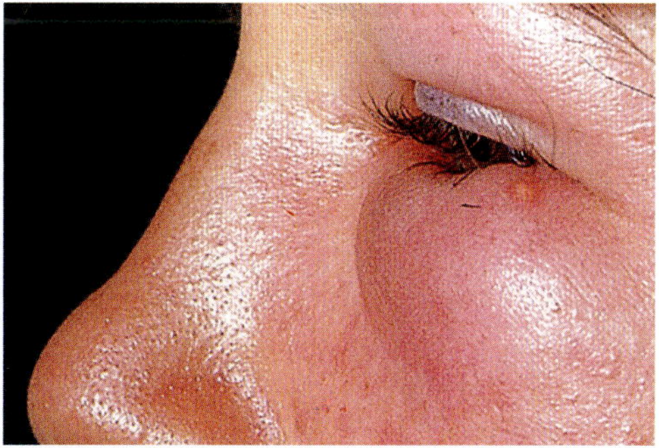

Abb. 13.4 Quincke-Ödem. [T428]

Nennen und erläutern Sie Formen der Urtikaria.

13.10 Urtikaria

Formen der Urtikaria:

1. **Allergische Urtikaria,** z. B. durch Arzneimittel (Penicillin), Insektenstiche oder Nahrungsmittel, entspricht einer allergischen Reaktion vom Typ I (→ K158)
2. **Kontakturtikaria,** z. B. durch Hautkontakt mit Quallen, Brennnesseln oder Schalen von Zitrusfrüchten
3. **Physikalische Urtikaria,** z. B. durch Kälte, Licht oder mechanischen Reiz
4. **Cholinergische Urtikaria,** z. B. bei Anstrengung, emotioneller Erregung, durch Stimulation der Schweißdrüsen (oft auch als Sonderfall der physikalischen Urtikaria betrachtet)
5. **Pharmakologisch bedingte Urtikaria:** Urtikaria durch nichtallergische Intoleranzreaktionen (Pseudoallergie), z. B. gegen Arzneimittel oder Nahrungsmittelzusätze

Ergänzung

Allergene: Antigene, die eine allergische Reaktion auslösen. Man unterscheidet Inhalationsallergene wie Pollen und Schimmelpilze, Ingestionsallergene (z. B. Nahrungsmittelallergene), Injektionsallergene (z. B. tierische Gifte, Röntgenkontrastmittel) und Kontaktallergene (z. B. Wiesenpflanzen, Kosmetika).
Quincke-Ödem *(Angioödem, angioneurotisches Ödem):* Sonderform der Urtikaria mit hochakutem Ödem der Subkutis, teils mit entstellender Gesichtsschwellung v. a. um Augen und Mund.

13 Erkrankungen der Haut und Hautanhangsgebilde

13.11 Hauttumoren

Gutartige Tumoren der Haut (z. B. Leberfleck, Nävuszellnävus) sind vor allem aus kosmetischen Gründen und wegen ihrer **Ähnlichkeit mit bösartigen Hauttumoren** von Bedeutung. Es gibt sowohl vererbte als auch nicht vererbte Formen. Bei klinischem Verdacht erfolgt eine Biopsie zur Diagnosesicherung. Je nach Tumorgröße ist eine Ausbreitungsdiagnostik erforderlich.

Füllen Sie die rechte Spalte der Tabelle aus.

Hauttumor	Definition
Basaliom *(Basalzellkarzinom)*	
Fibrom *(mesenchymale Geschwulst)*	
Hämangiom *(Blutschwamm)*	
Keloid *(Narbenwucherung)*	
Malignes Melanom *(schwarzer Hautkrebs)*	
Spinaliom *(Stachelzellkarzinom)*	

Tab. 13.4 Gut- und bösartige Hauttumoren.

Hauttumor	Definition
Basaliom *(Basalzellkarzinom)*	Häufiger Hauttumor, der von den basalen Zellen der Epidermis ausgeht. Wächst invasiv und destruierend, setzt jedoch keine Metastasen, weshalb er als semimaligne eingestuft wird
Fibrom *(mesenchymale Geschwulst)*	Gutartiger Tumor des Bindegewebes mit Fibroblasten- und Kollagenvermehrung
Hämangiom *(Blutschwamm)*	Umschriebene, gutartige kapillare Gefäßneubildung in der Haut, meist im frühen Kindesalter auftretend mit Rückbildungstendenz
Keloid *(Narbenwucherung)*	Überschießende Narbenbildung, die vor allem nach Verbrennungen, aber auch bei Akne oder Operationswunden auftreten kann
Malignes Melanom *(schwarzer Hautkrebs)*	Bösartiger Tumor, der durch Entartung von Melanozyten entsteht und frühzeitig metastasiert
Spinaliom *(Stachelzellkarzinom)*	Bösartiger Hauttumor, vorwiegend des älteren Menschen, der durch Entartung von Epithelzellen mit Verhornungstendenz in der Epidermis entsteht

Tab. 13.4 Gut- und bösartige Hauttumoren.

PFLEGEHINWEISE

Prävention: genereller Sonnenschutz, je nach Hauttyp mit hohem Schutzfaktor, regelmäßige Hautbeobachtung und Selbstkontrolle, Früherkennungsuntersuchungen wahrnehmen.

14 HNO- und Augenerkrankungen

14.1 Otitis media

Verschiedene Viren und Bakterien (z. B. Staphylococcus aureus) können zu einer **Otitis media** *(Mittelohrentzündung)* führen. Diese geht mit einer Schleimhautentzündung und häufig Eiterbildung einher.
Mittelohrentzündungen sind bei Kleinkindern häufig der Grund von Ohrenschmerzen, die jedoch nicht geäußert werden können. Teilweise überwiegen Allgemeinsymptome, beispielsweise Magen-Darm-Beschwerden. Die Diagnose wird durch Otoskopie bzw. Ohrmikroskopie gestellt (gerötetes, vorgewölbtes oder bereits perforiertes Trommelfell).

Erläutern Sie die Pathogenese (Krankheitsentstehung) der akuten und der chronischen Otitis media.

14.1 Otitis media

Pathogenese der akuten Otitis media:

Die **akute Otitis media** *(Otitis media acuta)* entsteht zumeist als aufsteigende Infektion bei einem Infekt der oberen Atemwege. Die Paukenhöhlenschleimhaut entzündet sich und es bildet sich ein eitriges Sekret. Die Betroffenen klagen über Fieber, heftige Ohrenschmerzen *(Otalgien)* und Schwerhörigkeit *(Hypakusis)*.

Pathogenese der chronischen Otitis media:

Die **chronische Otitis media** *(Otitis media chronica)* ist durch einen bleibenden Trommelfelldefekt, eine Tubenventilationsstörung und eine gestörte Funktion der Mittelohrschleimhaut gekennzeichnet. Die Betroffenen berichten über wiederholtes Ohrlaufen (Ohrenfluss) und Schwerhörigkeit (Hypakusis).

Ergänzung

Cholesteatom: Chronischer Entzündungsprozess der Mittelohrräume, bei dem es durch fehlgeleitetes Wachstum von Gehörgangsepithel zur Zerstörung der knöchernen Mittelohrstrukturen kommt. Typische Symptome sind Ohrenschmerzen und zunehmende Schwerhörigkeit.
Otosklerose: Erkrankung der knöchernen Kapsel des Labyrinths, die sich oft zwischen dem 20. und 40. Lebensjahr manifestiert; führt zu Verknöcherungsherden im Bereich des ovalen Fensters und damit zur Fixierung des Steigbügels. Leitsymptome: Schwerhörigkeit, Tinnitus (→ K177).

14 HNO- und Augenerkrankungen

14.2 Hörsturz

Als **Hörsturz** *(akute Ertaubung, Acute Hearing Loss)* wird eine plötzlich auftretende, meist einseitige Hörminderung *(Schallempfindungsschwerhörigkeit)* bis Taubheit mit Druckgefühl im Ohr bezeichnet. Sie wird häufig von einem Tinnitus begleitet. Die Hörsturz-Diagnose erfolgt durch eine **Ausschlussuntersuchung**. Das heißt, wenn der Untersucher keine klare äußere Ursache für eine plötzliche Hörminderung findet, kommt ein Hörsturz in Betracht.

Ergänzen Sie die folgende Textpassage mit den unten stehenden Begriffen.

Der _____ ist wahrscheinlich durch _____ in den _____ des _____ bedingt. _____ müssen vor allem _____ und ein _____ ausgeschlossen werden, das als _____ wiederholte _____ zeigen kann.

Akustikusneurinom, differenzialdiagnostisch, Durchblutungsstörungen, Erstsymptom, Hörsturz, Hörstürze, Infektionen, Innenohrs, kleinen Gefäßen

14.2 Hörsturz

Der Hörsturz ist wahrscheinlich durch Durchblutungsstörungen in den kleinen Gefäßen des Innenohrs bedingt. Differenzialdiagnostisch müssen vor allem Infektionen und ein Akustikusneurinom ausgeschlossen werden, das als Erstsymptom wiederholte Hörstürze zeigen kann.

Ergänzung

Tinnitus *(Ohrgeräusch, Ohrensausen, Tinnitus aurium):* Rauschende oder pfeifende Geräusche im Ohr, die nur von den Betroffenen wahrgenommen werden. Ursachen können Lärmbelästigung, Stress oder verschiedene Ohrenerkrankungen (z. B. akute Mittelohrentzündung, Hörsturz, Morbus Menière, Erkrankungen des Hörnervs) sein. Charakter und Intensität der Geräusche sind sehr variabel.

14 HNO- und Augenerkrankungen

14.3 Morbus Menière

Der **Morbus Menière** *(hydropische Ohrerkrankung, Menière-Krankheit)* ist eine Innenohrerkrankung mit meist einseitiger und anfallsweise auftretender Symptomtrias Schwindel, Schwerhörigkeit und Tinnitus. Der Altersgipfel liegt im mittleren Erwachsenenalter. Eine sichere Diagnose setzt mindestens zwei Anfälle voraus und kann mit einer speziellen Innenohr-MRT bestätigt werden.

Vervollständigen Sie die folgende Textpassage mit den unten stehenden Begriffen.

_____ liegt dem _____ wahrscheinlich eine _____ zwischen _____ zugrunde. Bei dieser Erkrankung steht meist der plötzlich einsetzende, _____ im _____, der _____ anhält. Während es im _____ der Erkrankung wieder zu einer _____ des _____ kommt, nimmt es mit zunehmender _____ ab.

anfallsweise Drehschwindel, Elektrolytstörung, Endo- und Perilymphe, Frühstadium, Hörvermögens, Krankheitsdauer, Minuten bis Stunden, M. Menière, Normalisierung, ursächlich, Vordergrund

14.3 Morbus Menière

Ursächlich liegt dem M. Menière wahrscheinlich eine Elektrolytstörung zwischen Endo- und Perilymphe zugrunde. Bei dieser Erkrankung steht meist der plötzlich einsetzende, anfallsweise Drehschwindel im Vordergrund, der Minuten bis Stunden anhält. Während es im Frühstadium der Erkrankung wieder zu einer Normalisierung des Hörvermögens kommt, nimmt es mit zunehmender Krankheitsdauer ab.

Ergänzung

Therapie: Stressabbau, Alkohol- und Kaffeekarenz, Gabe von Sedativa, Antiemetika (Vomex A®), Infusion von Glukokortikoiden und Rheologika (durchblutungsfördernde Mittel).
Altersschwerhörigkeit *(Presbyakusis):* Häufigste Form der beidseitigen Innenohrschwerhörigkeit, die sich meist zwischen dem 50. und 60. Lebensjahr manifestiert und durch normale Alterungsprozesse bedingt ist. Typisch ist eine Beeinträchtigung des Hörvermögens im Bereich der hohen Frequenzen, sodass Sprache schlecht verstanden wird, insbesondere wenn gleichzeitig Nebengeräusche auftreten.
Psychologische Mitbetreuung: Bei häufigen Anfällen werden nicht wenige Betroffene depressiv und entwickeln Angststörungen. Dann empfiehlt sich eine psychologische Mitbetreuung.

14 HNO- und Augenerkrankungen

14.4 Allergischer Schnupfen

Als **Schnupfen** *(Rhinitis)* wird ein oberflächlicher **Katarrh** der Schleimhaut der Nasenhaupt- und Nasennebenhöhlen bezeichnet.
Bei nichtinfektiösen akuten und chronischen Entzündungen der oberen Luftwege fehlen die infektionsbedingten Allgemeinbeschwerden. Bei Virusinfektionen der oberen Luftwege reichen Anamnese und Untersuchung diagnostisch aus. Weitergehende Untersuchungen (z. B. Allergietests) können bei Verdacht auf andere Ursachen oder bei Komplikationen nötig sein. Bei Entzündungen anderer Ursache ist oftmals die Ursachenbeseitigung vorrangig (z. B. das Meiden des Allergens oder Nikotinverzicht).

Definieren Sie das Krankheitsbild des allergischen Schnupfens.

14.4 Allergischer Schnupfen

Allergischer Schnupfen:

Der **allergische Schnupfen** *(allergische Rhinitis, Rhinitis allergica)* kann saisonal durch Pollen (Heuschnupfen), aber auch das ganze Jahr über *(perennial)* durch Nahrungsmittel, Hausstaubmilben, Tierhaare oder Berufsallergene (z. B. Mehl bei Bäckern) bedingt sein. Leitsymptome sind behinderte Nasenatmung, Niesattacken, wässrige Nasensekretion sowie Juckreiz in Nase und Augen.

Ergänzung

Vasomotorischer Schnupfen *(Rhinopathia vasomotorica):* Ähnelt der allergischen Rhinitis. Ursächlich werden eine reflektorisch unspezifische Überempfindlichkeit der Nasenschleimhautgefäße sowie eine psychische Komponente vermutet.
Rhinopathia medicamentosa: Bei Langzeitgebrauch abschwellender Nasentropfen kommt es zu einer Austrocknung der Nasenschleimhaut mit Borkenbildung, behinderter Nasenatmung und Riechstörung.
Katarrh: Entzündung der Schleimhäute (z. B. Nasenschleimhaut) mit Beimengung von viel Schleim. Die Betroffenen haben eine laufende Nase, wobei das Sekret anfangs wässrig, später auch gelblich-grün ist. Die Nasenatmung ist behindert.

14 HNO- und Augenerkrankungen

14.5 Polyposis nasi

Bei der **Polyposis nasi** *(Nasenpolypen)* handelt es sich um das Vorkommen von breitbasig oder gestielt aufsitzenden Polypen in der Nase oder den Nasennebenhöhlen durch eine Schleimhauthyperplasie.
Beim irregulären Auftreten von Polypen mit Nasenbluten und Schmerzen ist eine schnelle und gründliche Diagnostik erforderlich. Zur Diagnosesicherung zählen Anamnese (z. B. Vorerkrankungen), Labor (z. B. Allergie-Test) und apparative Diagnostik (beispielsweise Rhinoskopie, Röntgen, CT, Biopsie).

Erläutern Sie die Pathogenese (Krankheitsentstehung) der Polyposis nasi.

14.5 Polyposis nasi

Pathogenese der Polyposis nasi:

Ursächlich liegen der Polyposis nasi zumeist eine chronische Rhinitis oder Sinusitis (→ K181) zugrunde, in ca. 25 % der Fälle ein allergischer Schnupfen (→ K179). Bei Kindern tritt das Krankheitsbild auch im Rahmen einer Mukoviszidose (→ K79) auf.

Ergänzung

Klinisches Bild: Die Nasenatmung der Betroffenen ist behindert. Außerdem klagen sie über Kopfschmerzen und Riechstörungen.
Hyperplasie: Vergrößerung eines Gewebes oder Organs durch Zunahme der Zellzahl bei unveränderter Zellgröße.
Polyp: Geschwulst, die sich aus Schleimhaut aufbaut und in Hohlorganen (z. B. Magen, Darm) vorkommt. Das Vorkommen von mehreren Polypen wird als **Polyposis** bezeichnet.

14 HNO- und Augenerkrankungen

14.6 Akute Sinusitis

Die **akute Sinusitis** *(akute Nasennebenhöhlenentzündung)* ist meist eine bakterielle Entzündung der **Nasennebenhöhlen** *(Sinus paranasales)* mit Sekretbildung und Eiterung. Häufig ist nur eine Nasennebenhöhle betroffen.
Die Diagnose wird durch Rhinoskopie (verlegte Nasennebenhöhlenmündungen, evtl. Eiter) und Röntgen bzw. bei Schwangeren und Kindern per Sonografie gestellt.

Nennen und erläutern Sie mindestens drei Symptome der akuten Sinusitis.

14.6 Akute Sinusitis

Symptome der akuten Sinusitis:

Die Beschwerden sind abhängig davon, welche Nebenhöhle betroffen ist:

1. Bei der **Entzündung der Siebbeinzellen** *(Sinusitis ethmoidalis)* ist der Druck im Bereich der Nasenwurzel und des inneren Augenwinkels am größten.
2. Bei der **Kieferhöhlenentzündung** *(Sinusitis maxillaris)* haben die Betroffenen starke, pochende Schmerzen im Bereich der Kieferhöhle, im angrenzenden Mittelgesicht und in der Schläfenregion. Diese Schmerzen verstärken sich beim Bücken. Die Nasenatmung ist behindert.
3. Eine **Entzündung der Keilbeinhöhlen** *(Sinusitis sphenoidalis)* führt zu Kopfschmerzen in der Mitte des Kopfes mit Ausstrahlung zum Hinterkopf.
4. Eine **Stirnhöhlenentzündung** *(Sinusitis frontalis)* führt zu Schmerzen in der Stirnregion, die in den inneren Augenwinkel ausstrahlen.

Ergänzung

Funktion der Nasennebenhöhlen: Die Nasennebenhöhlen vermindern das Gewicht des knöchernen Schädels und stellen zudem einen Resonanzraum für die Sprache dar.
Pansinusitis: Entzündung aller Nasennebenhöhlen.

14 HNO- und Augenerkrankungen

14.7 Larynxtumoren

Gutartige Larynxtumoren *(Kehlkopftumoren)* sind relativ häufig und äußern sich durch Heiserkeit, wenn die Stimmlippen betroffen sind. Atemnot tritt nur bei großen Tumoren auf. **Bösartige Larynxtumoren** machen 40–50 % aller Karzinome im Kopf-Hals-Bereich aus.
Ergibt die **Laryngoskopie** *(Kehlkopfspiegelung)* den Verdacht auf ein Kehlkopfkarzinom, wird in Vollnarkose eine Biopsie entnommen und die genaue Tumorausdehnung bestimmt. Kleine Tumoren werden direkt vollständig entfernt. Außerdem erfolgen eine **Bronchoskopie** *(Atemwegsspiegelung)* und eine **Ösophagogastroduodenoskopie** *(endoskopische Untersuchung der Speiseröhre, des Magens und des Zwölffingerdarms)* zur Suche nach Zweittumoren in Luftwegen bzw. oberem Magen-Darm-Trakt.

Erklären Sie kurz, was man unter einem Kehlkopfkarzinom (Larynxkarzinom) versteht.

14.7 Larynxtumoren

Kehlkopfkarzinom:

Das Kehlkopfkarzinom *(Kehlkopfkrebs, Larynxmalignom)* ist ein maligner (bösartige) Tumor im Halsbereich (histologisch überwiegend Plattenepithelkarzinom). Er tritt mit einem Maximum zwischen dem 60. und 70. Lebensjahr bevorzugt bei Männern auf (m : w = 9 : 1).

Ergänzung

Klinisches Bild: Die Beschwerden hängen von der Tumorlokalisation ab. Die Betroffenen klagen über Heiserkeit, Husten, Schluckstörungen und Schmerzen im Larynxbereich.
Risikofaktoren: Hauptrisikofaktoren sind hoher Zigaretten- und Alkoholkonsum.
Laryngektomie: Vollständige chirurgische Entfernung des Kehlkopfes.
Karzinom → K92

PFLEGEHINWEISE

Allgemeine prä- und postoperative Maßnahmen nach Kehlkopf-(teil)resektion, Beobachtung, Kontrolle und Pflege der Mundschleimhaut, bei Laryngektomie Tracheostomapflege, Atmungskontrolle, Inhalation und Kommunikationsersatzformen wegen Stimmverlust einüben, extraorale Sondenkostgabe, Erlernen einer neuen Stimmbildung (Logopädie), ggf. Pflege bei Chemo- und Strahlentherapie.

14 HNO- und Augenerkrankungen

14.8 Parotitis

Als **Parotitis** wird die Entzündung der **Ohrspeicheldrüse** *(Glandula parotis)* bezeichnet, die meist durch Streptokokken oder Staphylokokken verursacht ist. Die anderen **Speicheldrüsen** *(Glandula submandibularis, Glandula sublingualis)* sind weitaus seltener betroffen.
Für die Diagnosestellung ist eine gründliche Untersuchung der Speicheldrüsen nötig. Oft erkennt man Mumps bereits an der charakteristischen Schwellung der Ohrspeicheldrüsen sowie an den „Hamsterbacken“. Bei atypischen Symptomen und fehlender Schwellung der Ohrspeicheldrüsen hilft eine Blutuntersuchung bei der Diagnosesicherung, z. B. anhand spezifischer Eiweiße (Antikörper) gegen das Mumps-Virus. In speziellen Fällen kann auch ein direkter Erregernachweis aus einem Rachenabstrich gewonnen werden.

Erklären Sie kurz, was man unter einer Parotitis epidemica versteht.

14.8 Parotitis

Parotitis epidemica:

Die **Parotitis epidemica** *(Mumps, Ziegenpeter)* ist eine akute Virusinfektion, die durch eine nicht eitrige Schwellung der Glandula parotis gekennzeichnet ist. Die Übertragung der Viren (Mumps-Virus) erfolgt von Mensch zu Mensch durch Tröpfcheninfektion. Nach einer Inkubationszeit von 2–3 Wochen fühlen sich die Betroffenen müde und bekommen Fieber. Dann schwellen die Ohrspeicheldrüsen schmerzhaft an (druckempfindliche Schwellung). Als Komplikationen können eine Pankreatitis (→ K113, → K114), Hodenentzündung *(Orchitis)*, Meningitis (→ K51) und Innenohrschwerhörigkeit *(Schallempfindungsschwerhörigkeit, cochleäre Schwerhörigkeit)* auftreten. Eine Impfung im Kindesalter wird empfohlen.

14 HNO- und Augenerkrankungen

14.9 Konjunktivitis

Bei der **Konjunktivitis** handelt es sich um eine akute oder chronische Entzündung der **Augenbindehaut** *(Tunica conjunctiva)*. Sie ist eine der häufigsten Erkrankungen des Auges. Die Diagnose erfolgt mittels Spaltlampe (→ K185) sowie durch Tast- und Abstrichuntersuchungen.

Füllen Sie die rechte Spalte der Tabelle aus.

Krankheitsbild	Klinisches Bild
Akute allergische Konjunktivitis	
Bakterielle Konjunktivitis	
Chronische allergische Konjunktivitis	
Conjunctivitis sicca *(trockenes Auge)*	
Conjunctivitis simplex *(einfache Bindehautentzündung)*	
Keratoconjunctivitis epidemica	
Schwimmbad-Konjunktivitis	

Tab. 14.1 Übersicht über die wichtigsten Konjunktivitiden.

14.9 Konjunktivitis

Krankheitsbild	Klinisches Bild
Akute allergische Konjunktivitis	Brennende Schmerzen, Juckreiz, starke Lidschwellung
Bakterielle Konjunktivitis	Oft eitrige Sekretion, evtl. Blutaustritt in die Schleimhaut. Übergreifen auf Hornhaut möglich
Chronische allergische Konjunktivitis	Augenbrennen, schleimiges Sekret, unregelmäßige Vorwölbung der Bindehaut
Conjunctivitis sicca *(trockenes Auge)*	Augenbrennen, die Betroffenen reiben die Augenlider
Conjunctivitis simplex *(einfache Bindehautentzündung)*	Brennen, Fremdkörpergefühl, Jucken, morgens verklebte Lidränder
Keratoconjunctivitis epidemica	Auffällige Bindehautrötung und Lidschwellung, seröses Sekret, starke Augenschmerzen
Schwimmbad-Konjunktivitis	Hahnenkammartige Schwellung der Lymphfollikel, schleimig-eitrige Sekretion

Tab. 14.1 Übersicht über die wichtigsten Konjunktivitiden.

14 HNO- und Augenerkrankungen

14.10 Keratitis

Bei der **Keratitis** handelt es sich um eine Hornhautentzündung des Auges, die häufig durch Viren **(z. B. Herpes-simplex-Virus, Varizella-Zoster-Virus, Adenoviren)**, aber auch durch **Bakterien und Pilze** verursacht wird. Die Diagnose wird durch eine Untersuchung mithilfe einer Spaltlampe *(Spaltlampenmikroskop)* gestellt. Dabei wird das Auge unter spezieller Beleuchtung vergrößert betrachtet, um Bindehautveränderungen feststellen und beurteilen zu können. Ein Abstrich zur Bestimmung der Erreger ist dann sinnvoll, wenn der Verdacht auf eine bakterielle oder mykotische Form der Keratitis vorliegt.

Nennen und erläutern Sie zwei Verlaufsformen des Herpes corneae.

Verlaufsformen des Herpes corneae:

1. **Keratitis dendritica:** Hierbei handelt es sich meist um eine Infektion der Hornhautnerven mit Herpes-simplex-Viren (→ K155). Bei einer oberflächlichen Keratitis dendritica bestehen bäumchenartige Defekte des Hornhautepithels. Die Betroffenen klagen über Fremdkörpergefühl, Lichtscheu, Schmerzen und Tränenträufeln. Typisch ist die Sensibilitätsminderung der Hornhaut. Eine langandauernde oberflächliche Herpesinfektion der Hornhaut kann zu einer Reduzierung der Sehschärfe führen.
2. **Keratitis disciformis:** Bei dieser Verlaufsform ist das tiefer liegende Hornhautendothel befallen und das Hornhautstroma scheibenförmig getrübt. Leitsymptome sind deutliche Sehverschlechterung durch Hornhauttrübung, herabgesetzte Hornhautempfindlichkeit, Lichtscheu und Tränenträufeln. Als Komplikation kann ein Glaukom (→ K187) auftreten.

Ergänzung

Hornhaut *(Cornea):* Vorderer, durchsichtige Teil der äußeren Augenhaut, besitzt eine Brechkraft von 43 Dioptrien (dpt). Die Hornhaut ist äußerst widerstandsfähig gegen Infektionen.
Ulcus corneae serpens: Eine Verletzung der Hornhaut mit verschmutzten Gegenständen führt zu einer tiefen bakteriellen Keratitis und oft durch Hornhauteinschmelzung zu einem Ulcus corneae serpens *(kriechendes Hornhautulcus, kriechende Hornhautgeschwulst).*

14 HNO- und Augenerkrankungen

14.11 Katarakt

Die **Katarakt** *(Cataracta, grauer Star)* ist eine Trübung der **Augenlinse** *(Lens)* mit Beeinträchtigung des Sehvermögens. Die Diagnose ist durch **Spaltlampenuntersuchung** möglich. Selten ist heute die Linse schon mit bloßem Auge sichtbar weiß getrübt. Die nur langsam fortschreitende Sehminderung führt bei vielen Patienten zu Fahruntauglichkeit.

Füllen Sie die rechte Spalte der Tabelle aus.

Form	Definition
Cataracta congenita *(angeborene Katarakt)*	
Cataracta complicata	
Cataracta senilis *(Altersstar)*	
Cataracta traumatica	

Tab. 14.2 Formen der Katarakt.

14.11 Katarakt

Form	Definition
Cataracta congenita *(angeborene Katarakt)*	Kann selten erblich bedingt sein, wird aber häufiger durch Virusinfektionen der Mutter während der Schwangerschaft hervorgerufen, z. B. Mumps, Windpocken, Masern
Cataracta complicata	Form der Linsentrübung, die als Komplikation anderer Augenerkrankungen (z. B. Netzhautablösung, Glaukom) auftreten kann
Cataracta senilis *(Altersstar)*	Die häufigste erworbene Trübung der Augenlinse, deren Entstehung noch nicht völlig geklärt ist (Risikofaktoren: UV-Licht, Mangelernährung)
Cataracta traumatica	Form der Linsentrübung, die nach Augenverletzungen (z. B. perforierende Verletzung, Prellung) auftritt

Tab. 14.2 Formen der Katarakt.

Ergänzung

Cataracta diabetica: Eine Form der Linsentrübung, die bei jugendlichen Diabetikern auftritt und meist beide Augenlinsen betrifft. Bei älteren Diabetikern ist eine Katarakt häufiger als bei gleichaltrigen Nicht-Diabetikern, ähnelt jedoch einer Alterskatarakt.

14.12 Glaukom

Das **Glaukom** *(grüner Star)* ist ein Sammelbegriff für Krankheiten des Auges mit erhöhtem **Augeninnendruck** *(Intraokulardruck)*. Wichtigste Untersuchungen in der Glaukomdiagnostik sind Augeninnendruckmessungen, Kammerwinkelbeurteilung, Spaltlampen-, Augenhintergrund- und Gesichtsfelduntersuchung. Eventuell erfolgen bildgebende Verfahren zur Messung der Hornhautdicke und Darstellung des Sehnervenkopfes.

Füllen Sie die rechte Spalte der Tabelle aus.

Form	Klinisches Bild
Glaucoma simplex *(Weitwinkelglaukom, chronisches Glaukom)*	
Kongenitales Glaukom *(Hydrophthalmie, angeborenes Glaukom)*	
Sekundäres Glaukom *(Glaucoma secundarium)*	
Winkelblockglaukom *(akutes Glaukom, Engwinkelglaukom)*	

Tab. 14.3 Einteilung des Glaukoms.

14.12 Glaukom

Form	Klinisches Bild
Glaucoma simplex *(Weitwinkelglaukom, chronisches Glaukom)*	Der Kammerwasserabfluss ist durch Altersveränderungen des Auges erschwert, Symptome fehlen häufig, erst im Verlauf der Erkrankung treten irreversible Gesichtsfeldausfälle bis zur Erblindung auf.
Kongenitales Glaukom *(Hydrophthalmie, angeborenes Glaukom)*	Die Augeninnendrucksteigerung führt zu Lichtscheu, tränenden Augen, Hornhauttrübung und schließlich zur Vergrößerung des kindlichen Auges.
Sekundäres Glaukom *(Glaucoma secundarium)*	Der Augeninnendruckerhöhung liegt eine Ersterkrankung zugrunde, die zu einer Störung des Kammerwasserabflusses führen kann (z. B. Verletzungen des Auges, Iridozyklitis = Entzündung der Iris und des Ziliarkörpers, Gefäßneubildungen auf der Iris, Glukokortikoid-Therapie).
Winkelblockglaukom *(akutes Glaukom, Engwinkelglaukom)*	Die Vorderkammer ist so flach, dass die Iris den Abfluss des Kammerwassers akut durch das Trabekelwerk des Kammerwinkels behindert. Es kommt zu Augen- und Kopfschmerzen, Übelkeit, Erbrechen sowie Sehverschlechterung, es werden Schleier und farbige Ringe gesehen.

Tab. 14.3 Einteilung des Glaukoms.

14 HNO- und Augenerkrankungen

14.13 Netzhautablösung

Als **Netzhautablösung** *(Ablatio retinae, Amotio retinae)* wird die Ablösung von Netzhaut *(Retina)* oder Netzhautanteilen vom daruntergelegenen Pigmentepithel mit nachfolgender Ernährungsstörung der Retina verstanden.
Die Diagnostik erfolgt durch Augenhintergrundspiegelung bei weitgestellter Pupille. Dabei lässt sich meist sowohl die Ablösung als auch deren Ursache (z. B. ein Netzhautriss) feststellen.

Erläutern Sie die Krankheitsentstehung der primären (idiopathischen) und der sekundären Netzhautablösung.

14.13 Netzhautablösung

Krankheitsentstehung der primären Netzhautablösung:

Sie ist die häufigste Form der Netzhautablösung. Am Anfang der Erkrankung steht oft ein Netzhautriss als Zeichen einer Netzhautdegeneration, z. B. bei Kurzsichtigkeit *(Myopie)*. Durch den Netzhautriss dringt Flüssigkeit zwischen Retina und Pigmentepithel und löst diese voneinander.

Pathogenese der sekundären Netzhautablösung:

Die sekundäre Netzhautablösung tritt z. B. nach einer Entzündung oder Blutung, bei Frühgeborenenretinopathie, diabetischen Netzhautschäden, Glaskörperverlust oder Augenverletzungen auf.

Ergänzung

Alarmsymptome: Alarmsymptome sind das Sehen von Lichtblitzen *(Photopsien)* durch einen Riss der Netzhaut, Schwarm von schwarzen Trübungen oder schwarzen Punkten durch kleine Blutungen im Glaskörper, Verdunkelung in der Peripherie, Abnahme der Sehfähigkeit.
Netzhaut *(Retina):* aus mehreren Nervenzellschichten aufgebaut, die mit ihren Fortsätzen den Sehnerv *(N. opticus)* bilden; enthält die empfindlichen Photorezeptoren (Stäbchen und Zapfen).
Pigmentepithel *(Stratum pigmentosum retinae):* äußere Schicht der Netzhaut, die reichlich Melanin enthält, um das einfallende Licht nach hinten abzuschirmen.

15 Demenzielle Erkrankungen

15.1 Formen und Einteilung

Die **Demenz** *(Dementia, hirnorganisches Psychosyndrom)* ist eine erworbene, organisch bedingte ZNS-Erkrankung mit psychischen Störungen und Verlust von kognitiven Leistungen. Bei Verdacht folgen Demenz-Tests. Weiterführende Untersuchungen sind: Blut (Schilddrüsen-, Leber-, Nierenwerte, Vitamin B_{12}), Bildgebung (MRT des Gehirns) und Liquoruntersuchung (mit Bestimmung von β-Amyloid und Tau-Proteinen).
Abhängig von der Pathogenese (Krankheitsentstehung) wird die *primäre* (hirnorganisch bedingte) von der *sekundären* (nicht hirnorganisch bedingten) Demenz unterschieden. **Primäre Demenzen** sind mit ca. 90 % sehr viel häufiger als **sekundäre Demenzen** (ca. 10 %). Die primären Demenzen werden weiter unterteilt in **neurodegenerative, vaskuläre** und **Mischformen.**

Füllen Sie die rechte Spalte der Tabelle aus.

Typologie	Formen
Primäre Demenzen	
Sekundäre Demenzen	

Tab. 15.1 Klassifikation der Demenz.

Typologie	Formen
Primäre Demenzen	Alzheimer-Demenz, Morbus Pick, vaskuläre Demenz
Sekundäre Demenzen	AIDS-Demenz, Alkoholdemenz

Tab. 15.1 Klassifikation der Demenz.

Ergänzung

Schweregradeinteilung der Demenz:

- *Leichte Demenz:* geringe kognitive Einbußen, selbstständige Lebensführung mit Hilfe möglich
- *Mittelschwere Demenz:* zunehmende kognitive Defizite, einfache Tätigkeiten sind noch möglich, selbstständige Lebensführung jedoch nicht mehr
- *Schwere Demenz:* weiter fortschreitender Verlust kognitiver Fähigkeiten, Pflegebedürftigkeit

Sekundäre Demenz: Demenz, die durch extrazerebrale Schäden (z. B. körperliche Erkrankungen wie entzündliche ZNS-Erkrankungen oder Vitaminmangelzustände) bedingt ist.

PFLEGEHINWEISE

Demenzerkrankten in seiner Lebenssituation wahrnehmen und das größtmögliche Maß an Orientierung bieten (zeitliche und räumliche Hilfen, klare einfache Kommunikation und Abläufe). Hilfreiche Pflegekonzepte sind z. B. Validation, Biografiearbeit, Dementia Care Mapping n. Tom Kitwood oder das Realitätsorientierungstraining. Ernährungszustand beachten. Angehörige integrieren.

15 Demenzielle Erkrankungen

15.2 Leitsymptome

Die Wahrscheinlichkeit für eine demenzielle Erkrankung (Demenz) steigt mit zunehmendem Alter. Bei 60-jährigen beträgt sie 1%, bei 90-jährigen über 30%. Eine Demenz ist jedoch keine normale Alterserscheinung, sondern eine spezifische Erkrankung. Sind die alltagspraktischen Fähigkeiten noch nicht oder kaum beeinträchtigt, spricht man eher von einer *leichten kognitiven Störung*. Die Erkrankung beginnt schleichend. Im fortgeschrittenen Stadium der Erkrankung sind die Betroffenen auf ständige Pflege angewiesen.

Nennen und erläutern Sie mindestens fünf Leitsymptome der Demenz.

15.2 Leitsymptome

Leitsymptome der Demenz:

- **Affektive Störungen:** Die Betroffenen sind depressiv, manche auch dysphorisch *(bedrückte, gereizte Stimmung)*. Die Euphorie der Patienten wirkt oberflächlich und leer.
- **Antriebsstörungen:** Eigeninitiative und Spontanität lassen nach, der Lebensraum engt sich ein, soziale Kontakte werden nicht mehr gepflegt.
- **Denkstörungen:** Informationsverarbeitung und Konzentration sind zunehmend gestört. Dies wirkt sich vor allem auf das Abstraktions- und Urteilsvermögen aus.
- **Gedächtnisstörungen:** Zunächst tritt eine abnehmende Lernfähigkeit (Verminderung des Gedächtnisses) auf, später wird auch das Altgedächtnis *(Langzeitgedächtnis)* beeinträchtigt.
- **Orientierungsstörungen:** Die Demenzkranken leiden unter stark ausgeprägter Desorientierung bezüglich des Raumes, der Zeit, der Situation und der eigenen Person.
- **Neuropsychologische Störungen:** Bei diesen Störungen sind die Handlungsabläufe beeinträchtigt (typisch für Demenzerkrankung). Die Apraxie beschreibt die Unfähigkeit zu bestimmten Bewegungsfolgen, die Akalkulie die Unfähigkeit zum Rechnen. Alexie und Agraphie sind Lese- bzw. Schreibunfähigkeit. Bei fortgeschrittener Demenz können die Sprache *(Aphasie)* und das Erkennen von Gegenständen oder Personen *(Agnosie)* beeinträchtigt werden.
- **Psychomotorische Störungen:** Gestik und Mimik des Betroffenen sind eingeschränkt, die Bewegungen langsam und schwunglos.

15.3 Alzheimer-Demenz

Die **Alzheimer-Demenz** *(Demenz vom Alzheimer-Typ, Morbus Alzheimer)* ist eine primär degenerative ZNS-Erkrankung mit irreversibler Hirnatrophie (z. B. Atrophie der Großhirnrinde) und pathologischen Eiweißablagerungen im Gehirn. Ca. 5 % der über 60-Jährigen und 30 % der über 80-Jährigen sind betroffen, Frauen häufiger als Männer. Diagnostik → K189

Erläutern Sie die Pathogenese (Krankheitsentstehung) der Alzheimer-Demenz.

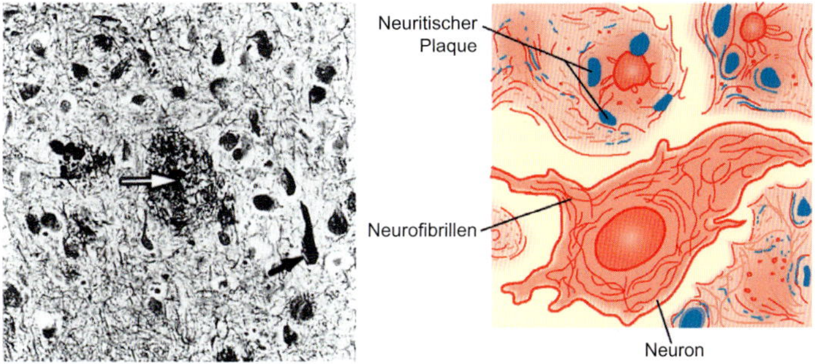

Abb. 15.1 Pathologische Eiweißablagerungen im gesunden Hirngewebe (neuritischer Plaque). [G856]

Pathogenese der Alzheimer-Demenz:

Die eigentliche Krankheitsursache ist unbekannt. In ca. 5–10 % der Fälle tritt die Alzheimer-Demenz familiär gehäuft auf, selten liegt eine autosomal-dominant vererbbare Form vor. Gendefekte bestehen auf den Chromosomen 1, 14 und 21. Mikroskopisch typisch sind *Alzheimer-Fibrillen* (pathologische Neurofibrillen; Neurofibrillen sind fädige Eiweißstrukturen in der Nervenzelle) und *senile Plaques* im Gehirn (Amyloidablagerungen, amyloide Plaques). Hauptbestandteil der Plaques ist ein unlösliches Peptid aus etwa 40 Aminosäuren (sog. β-Amyloid-Peptid). Außerdem schrumpft das Gehirn der Betroffenen im Laufe der Erkrankung (diffuse Hirnatrophie durch Verlust von Nervenzellen). Zusätzlich ist eine Verminderung des Neurotransmitters Acetylcholin am auffälligsten. Dieses Defizit korreliert z. B. mit dem Grad der kognitiven Störungen (z. B. Merkfähigkeitsstörungen).

Ergänzung

Früher wurde die präsenile Demenz vom Alzheimer-Typ (Krankheitsbeginn vor dem 65. Lebensjahr) von der senilen Demenz vom Alzheimer-Typ (Beginn nach dem 65. Lebensjahr) unterschieden. Heute werden diese beiden Demenztypen als zwei Varianten der gleichen Erkrankung aufgefasst.
Klinisches Bild: Typisch für die Alzheimer-Demenz sind schleichend fortschreitende Gedächtnisstörungen bei relativ gut erhaltener Persönlichkeit.
Degeneration: Rückbildung, Zerfall.

15 Demenzielle Erkrankungen

15.4 Vaskuläre Demenz

Die **vaskuläre Demenz** ist ein Sammelbegriff für demenzielle Erkrankungen, deren Ursache in Veränderungen der Gefäße besteht. Bei dieser Demenz kommt es durch eine fortschreitende Hirnatrophie zu kognitiven Leistungsstörungen. Die vaskuläre Demenz macht etwa 20 % aller Demenzen aus. Nach der Alzheimer-Demenz zweithäufigste Form der Demenz.
Die Diagnosesicherung erfolgt durch Ultraschall zur Darstellung der Verkalkungen der gehirnversorgenden Gefäße und MRT- oder CT-Befund (z. B. Ischämien).

Erläutern Sie folgende Formen der vaskulären Demenz: Morbus Binswanger und Multiinfarktdemenz.

15.4 Vaskuläre Demenz

Morbus Binswanger und Multiinfarktdemenz:

- **Morbus Binswanger** *(subkortikale arteriosklerotische Enzephalopathie):* Die Binswanger-Krankheit wird oft durch eine Mikroangiopathie der Gehirngefäße (arteriosklerotische Veränderungen der kleinen Hirnarterien), bei meist lang andauernder arterieller Hypertonie (→K12) und bei Diabetes mellitus (→K128) hervorgerufen. Häufig findet man lakunäre *(kleine subkortikale, herdförmige Gewebsläsionen)* Hirninfarkte, die zu einer Störung der Aufmerksamkeit und des Schlaf-Wach-Rhythmus führen. Die Betroffenen sind verlangsamt und zeigen wenig Eigeninitiative. Gedächtnisstörungen sind weniger ausgeprägt. Zusätzlich werden bei den Patienten Mono- und Hemiparesen (teilweise Lähmung nur einer Gliedmaße bzw. unvollständige Lähmung einer Körperseite) beobachtet.
- **Multiinfarktdemenz** *(multiple Territorialinfarkte):* Die Multiinfarktdemenz entsteht infolge vieler kleiner Schlaganfälle *(multiple Territorialhirninfarkte),* die durch eine ausgeprägte Makroangiopathie der Hirngefäße (Erkrankung mittelgroßer und großer Arterien des Gehirns mit Einengung des Gefäßlumens) hervorgerufen werden. Symptomatisch stehen Aphasie, Aufmerksamkeits- und Gedächtnisstörungen im Vordergrund. Die Multiinfarktdemenz schreitet im Gegensatz zur Alzheimer-Demenz nicht zwangsläufig fort.

15 Demenzielle Erkrankungen

15.5 Morbus Pick

Morbus Pick *(Demenz vom Frontalhirntyp, Frontallappendemenz, Pick-Atrophie)* ist eine ätiologisch unklare, selten auftretende degenerative Hirnerkrankung mit fortschreitender Atrophie *(Gewebeschwund)* des Frontal- und Temporallappens *(Stirn- und Schläfenlappens)*. Die Persönlichkeitsveränderung ist bei anfangs gut erhaltener Intelligenz und Orientierung der entscheidende Hinweis auf Morbus Pick. Weitere Verfahren der Diagnosesicherung sind CT, MRT und Hirnperfusionsszintigrafie.

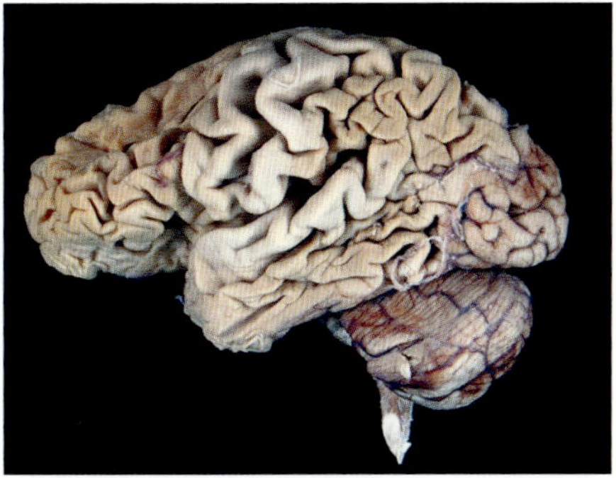

Abb. 15.2 Extreme Atrophie im Bereich des Frontal- und Temporallappens. [G963]

Beschreiben Sie das klinische Bild der Pick-Atrophie.

15.5 Morbus Pick

Klinisches Bild

Die Pick-Krankheit ist weitaus seltener als die Alzheimer-Demenz und tritt meist zwischen dem 40. und 60. Lebensjahr auf. Die durchschnittliche Krankheitsdauer beträgt zwei bis fünf Jahre. Die Patienten leiden unter Antriebsstörungen (z. B. Störung der Spontaneität), Aphasie, Veränderungen der Persönlichkeit und des Sozialverhaltens (z. B. Distanzlosigkeit). Gedächtnis- und Orientierungsstörungen kommen meist erst im späteren Verlauf hinzu. Ein Teil der Betroffenen entwickelt zuvor nicht sichtbare kreative Talente und zeigt wenig Interesse an den Meinungen anderer Menschen.

Ergänzung

Krankheitsentstehung: Beim Morbus Pick ist die Atrophie (Gewebeschwund) praktisch ausschließlich auf Temporal- und Frontallappen (Scheitel- und Schläfenlappen) beschränkt. Die mikroskopischen Veränderungen bestehen in einem Ausfall von Nervenzellen. Noch erhaltene Nervenzellen sind oftmals geschwollen (sog. Pick-Zellen).

15 Demenzielle Erkrankungen

15.6 Lewy-Körperchen-Demenz

Die **Lewy-Körperchen-Demenz** *(Demenz mit Lewy-Bodies, Lewy-Body-Demenz)* ist eine ätiologisch unklare, degenerativ bedingte Demenzform, die auf einer pathologischen Eiweißverklumpung in den Nervenzellen beruht. Der Anteil der Lewy-Körperchen-Demenz an den Demenzen insgesamt wird auf 15–35 % geschätzt. Die Diagnose erfolgt durch Anamnese, klinische Untersuchung sowie CT und MRT des Schädels. Zusätzlich kann eine SPECT/PET *(Single-Photon-Emissions-Computertomografie/Positronenemissionstomografie)* angeschlossen werden.

Vervollständigen Sie die folgende Textpassage mit den unten stehenden Begriffen.

Die Lewy-Körperchen-Demenz ist eine häufige _____ der _____. Im Vordergrund der _____ steht neben der _____ ein _____. Die _____ äußern sich oft als _____ und Gedächtnisstörungen. Diese _____ ist klinisch zusätzlich gekennzeichnet durch _____.

demenziellen Defizite, Demenzsymptomatik, episodische Verwirrtheit, Erkrankung, Form, optische Halluzinationen, Parkinsonismus, senilen Demenz, Demenz

15.6 Lewy-Körperchen-Demenz

Die Lewy-Körperchen-Demenz ist eine häufige Form der senilen Demenz. Im Vordergrund der Erkrankung steht neben der Demenzsymptomatik ein Parkinsonismus. Die demenziellen Defizite äußern sich oft als episodische Verwirrtheit und Gedächtnisstörungen. Diese Demenz ist klinisch zusätzlich gekennzeichnet durch optische Halluzinationen.

Ergänzung

Klinisches Bild: Die Betroffenen sind depressiv und weisen Störungen des Schlaf-Wach-Rhythmus auf. Viele Patienten klagen über Hypotonie (→ K13) und Gleichgewichtsstörungen. Bei den Betroffenen entwickelt sich eine Parkinson-Symptomatik (→ K55), bei der Akinese und Rigor vorherrschen.

Lewy-Körperchen *(Lewy-Bodies):* Neuropathologische Einschlusskörperchen innerhalb der Nervenzellen, die in zwei Typen eingeteilt werden (klassischer Typ im Hirnstamm und kortikaler Typ in der Hirnrinde).